ジェネラリスト診療入門

臨床の力と総合の力

田中和豊 済生会福岡総合病院臨床教育部長
小泉俊三 佐賀大学医学部附属病院総合診療部教授

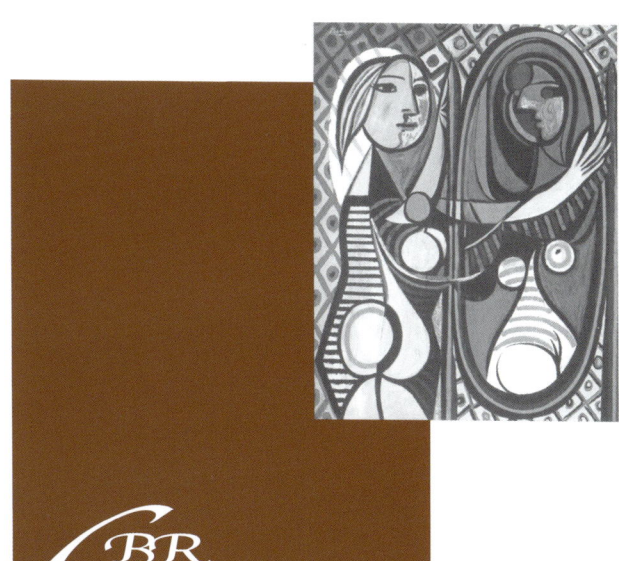

CBR
シービーアール

序　文

　現在全国の病院で「総合診療科」が開設されている．「総合診療科」については，いまだに患者さんや医療従事者から「いったい何をする科なのか？」と質問を受けることがある．実際「総合診療科」がどのような理由で求められ，どのような診療を理想として，どのような方法で診療するのかということについて系統的に解説した書籍はほとんどないようである．

　本書は，これらの疑問を解決することを目的に書かれた．第Ⅰ部において，著者は「総合診療科」が求められる理由も含めて，総合診療科の理想的な診療形態や診療方法，そして総合診療の担い手となるジェネラリストの教育方法について述べた．特に「ジェネラリスト診療」の核となる「方法論」については，今までまとめて記載する機会がなかったので系統的に記載した．しかし，内容が少し抽象的であるので，第Ⅱ部ではジェネラリスト診療を実践するにあたって実際に陥りやすい落とし穴の例とその原因を記載した．紙面の関係で本書では「ジェネラリスト診療」の一般論についてのみしか記載しなかった．本書に記載した「ジェネラリスト診療」の一般論をどのようにして実際の個々の症例で実践するかの具体論については，シービーアール刊『別冊ERマガジン』連載中の「済生会福岡総合病院臨床教育部カンファレンス・リポート」を参照してほしい．

　本書によって，少しでも「ジェネラリスト診療」に対する理解が深まり，真のジェネラリストを志望する医師が増えて，日本の医療の品質が向上することを著者は願って止まない．

2008年1月吉日

　　　　　　　　　　　　済生会福岡総合病院　臨床教育部
　　　　　　　　　　　　　　　田中　和豊

目 次

1	**I ジェネラリストの診療方法**　　田中　和豊
2	**1 ジェネラリストの診療とは？**
3	1）問題解決型診療
12	2）総合的診療
16	3）自立的診療
24	**2 問題解決型診療―臨床推論の正攻法**
28	1）方法論
30	2）4つのステップ
38	**3 問題解決型診療―暫定的診断法（仮説設定過程）**
40	1）「当たるも八卦，当たらぬも八卦診断法」
42	2）「直感的診断法」
43	3）「しらみつぶし診断法」
45	4）「系統的診断法」
50	**4 問題解決型診断―確定診断法（仮説検証過程）**
52	1）情報収集（証拠集め）
53	2）検証
55	3）裏づけ捜査―フィールドワーク
58	**5 問題解決型診療―治療法，評価およびマネジメント**
60	1）治療法
61	2）治療評価
61	3）マネジメント
68	**6 Evidence-based Medicine（EBM）**
70	1）ベイズの定理
72	2）マルコフ過程
76	**7 総合的診療―鳥の眼**
78	1）「総合的診療能力」とは

81		2）「総合的視野」の養成
84	**8**	**人間的診療―画竜点睛　診療に心を入れる**
88	**9**	**体系的臨床医学教育プログラム**
90		1）実現可能であること
90		2）研修医誰もが履修可能であること
91		3）単純なものから複雑なものへ進むこと
92		4）段階的に発展するプログラムであること
92		5）後期研修にもローテーションを入れること
98	**10**	**ジェネラリストの大原則と専門性**
100		1）ジェネラリストの大原則
101		2）ローテーション
102		3）ジェネラリストの専門領域

107	**II**	**なぜジェネラリスト診療ができないか―失敗例から学ぶ**

田中　和豊

110	**1**	患者の話を聞けない
114	**2**	問診も診察もできない
121	**3**	診察が長すぎる
127	**4**	病歴聴取のフォーカスがずれる
129	**5**	問診と身体診察で診断を断定してしまう
131	**6**	形式に沿った診察しかできない
133	**7**	採血ができない
137	**8**	軽症でもすぐに専門医を呼ぶ
139	**9**	なんでもコンサルテーションする
140	**10**	よく理解しないで鵜呑みにして行動する
144	**11**	コンサルテーションのタイミングを間違う
146	**12**	患者が急変するとパニックになる
148	**13**	人に助けを求めない

151	**III**	**ジェネラリスト十景**

小泉　俊三

152	**1**	**背景：ジェネラリストが求められる時代が**

	やってきた
154	**2 プロローグ：ジェネラリストの医師像**
154	―ジェネラリストとはどのような医師を指すのか？
162	**3 十景：ジェネラリストの活躍の「場」**
163	**地域医療の現場で**
163	第1景　家庭医の診療1：僻地・離島の診療所で働く医師
164	第2景　家庭医の診療2：田園型コミュニティの診療所で働く医師
165	第3景　家庭医の診療3：都会の診療所で働く医師
167	第4景　家庭医に求められる役割　その1：地域連携・在宅医療・緩和ケア
168	第5景　家庭医に求められる役割　その2：地域密着型急性期病院勤務医
170	**病院医療の質的向上を目指して**
171	第6景　病院総合医の役割　その1：診療（総合外来と総合病棟）
172	第7景　病院総合医の役割　その2：教育〔研修医と学生（卒前・卒後）〕
174	第8景　病院総合医の役割　その3：研究（EBM/診療ガイドラインと臨床研究）
175	第9景　病院総合医の役割　その4：マネジメント（安全管理/地域医療連携）
177	**臨床医の枠を超えて**
177	第10景　医療システム（制度）への関心：公衆衛生（予防医学・健康増進）/国際保健/医療行政
179	プライマリ・ケア領域の後期研修と専門医制度について
182	索引

著者略歴

田中　和豊（Kazutoyo Tanaka）

1988 年	慶應義塾大学理工学部物理学科卒業
1994 年	筑波大学医学専門学群卒業
	横須賀米海軍病院インターン
1995 年	聖路加国際病院外科系研修医
1997 年	米国ニューヨークベス・イスラエル・メディカルセンター内科レジデント
2000 年	米国インディアナ州医師免許，米国内科学会専門医
2000 年	聖路加国際病院救命救急センター
2003 年	日本救急医学会認定医
2003 年	国立国際医療センター救急部
2004 年	済生会福岡総合病院救命救急センター
2005 年-現在	同上　臨床教育部部長

小泉　俊三（Shunzo Koizumi）

1971 年	京都大学医学部卒業．大和高田市立病院内科，大阪赤十字麻酔科などに勤務
1975 年	米国オハイオ州で外科系インターン
1976～80 年	イェール大学関連教育病院セント・ビンセント・メディカルセンターで一般外科レジデント及びチーフレジデントを修了し帰国．米国外科認定専門医資格取得．米国外科学会正会員．京都大学第一外科医員
1980 年	天理よろづ相談所病院腹部一般外科
1984 年	総合診療教育部副部長を兼任．
1994 年-現在	佐賀医科大学(現佐賀大学医学部)附属病院総合診療部教授，日本総合診療医学会運営委員長

I

ジェネラリストの診療方法

1　ジェネラリストの診療とは？

ジェネラリストに求められる診療とは

いったいどのようなものであろうか？

何の疾患かわからない軽症から重症の

患者を診療するジェネラリストには,

以下のような

3つの診療ができなければならない.

> **ジェネラリストの診療**
>
> 1）問題解決型診療
> 2）総合的診療
> 3）自立的診療

1) 問題解決型診療

ジェネラリストを目指す医師が困っていること

1 ジェネラリストは，どこまで診療すべきか，わかりません．評価方法がしっかり決まっていないので自分に実力がついているのか心配です．

2 「問題解決型診療」と「問題転嫁型診療」の違いはなんですか．

3 胸痛疾患を例に，ジェネラリストの診療のしかたを教えてください．

4 ジェネラリストに対する周りの評価が低いとともに，必要性が医療従事者の間で気づかれていないと感じます．田中先生はどうお考えですか？

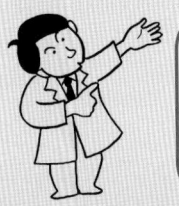

現在の日本では，診断がついていないあらゆる種類の患者に対して，適切に診断し，かつ治療とマネジメントができる医師はほとんどいない．

Ⅰ ジェネラリストの診療方法

ジェネラリストに求められる診療のまず第1は,「問題解決型診療」である.「問題解決型診療」とは,患者の主訴から始まって問診,身体診察,検査,診断,治療,そして,マネジメントという患者の問題(主訴)を解決しながら診療を行うことである.

患者の問題を解決するということに焦点を当てれば,解答(診断)がどんなものであれ,患者を診療することは可能なはずである.すなわち,腹痛の患者は診断が,子宮外妊娠であれ,卵巣捻転であれ,消化管穿孔であれ,急性虫垂炎であれ,胆石症であれ,急性胃腸炎であれ,「とりあえずの診療」ができるはずである.

ここでいう「とりあえずの診療」とは,単に子宮外妊娠が疑われるから産婦人科に患者を紹介する,消化管穿孔が疑われるから外科医に患者を紹介する,胆石症が疑われるから内科医に患者を紹介する,という診療のしかたを言うのではない.この疾患が疑われるから専門医に紹介するという紹介のしかたではなく,ジェネラリストが一人の医師としてできうる限りの問診,身体診察,検査を行って,自分の責任で診断し,かつ,その診断に対して自分で最低限の鎮痛薬などの治療を行って,かつ,自分の責任で適切に患者をマネジメントすることなのである.

言い換えると,「単にこの疾患が疑われるから患者を専門医に紹介した」というのは真に「問題解決型診療」ではなく,「問題(責任)転嫁型診療」なのである.医師の中には,「導火線に火のついた爆弾は爆発する可能性があるので,いち早く人に渡せ」とばかりコンサルテーションや転送する人もいる.もちろん,患者の問題が明らかに専門医の疾患で自分の能力を超えるというのならば,すぐに専門医にコンサルテーションするような紹介のしかたも可能である.しかし,このような明らかに転院の適応がある場合でも,ジェネラリストは単に患者を転送するだけでなく,他にもできることがあるはずである.

1 ジェネラリストの診療とは？

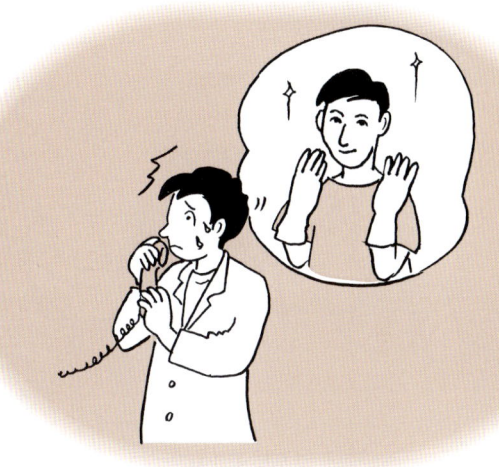

急性心筋梗塞の患者を転送する前にジェネラリストができることは多いはずである．

このようにジェネラリストの役割は大きく重要である．ところが，実際にはジェネラリストの中には「胸痛だから循環器内科医のいる施設に行ってくれ」と全く患者を診もしないで患者を送る医師もいる．熟練した救急医の中にも「胸痛だから循環器内科医を呼んだ」というだけの医師もいる．患者が自然気胸であったらどうするのであろうか？　また，胸痛の患者に心電図だけとって循環器内科医を呼ぶ医師もいる．このような「問題（責任）転嫁型診療」を行う医師は，まずジェネラリストという前に医師の職務を果たして遂行しているのであろうか？

「胸痛の患者だから循環器内科医を呼んだ」，「胸痛の患者に心電図を採って（その心電図を読みもしないで）循環器内科医を呼んだ」などという医師は，一般人，看護師や救急救命士とどう違うのであろうか？　胸が痛くて苦しがっている人を見れば一般人でも医師を呼べる．それも少し知っている人なら胸を苦しがっている人をみれば心筋梗塞を疑う程度のこ

I　ジェネラリストの診療方法

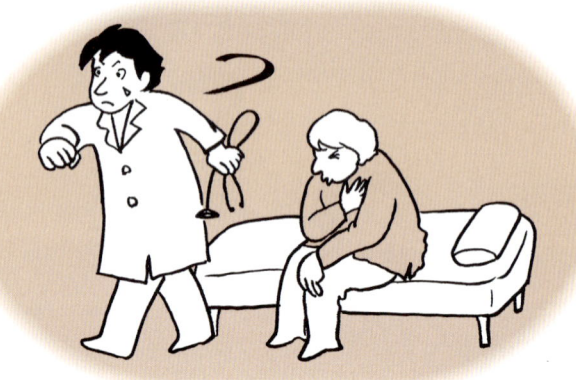

専門医を呼ぶばかりではなく，ジェネラリストは診療（診断＋治療）しなければならない

とは当然のことなので，心臓専門の先生つまり循環器内科医を呼ぶことを考えるはずである．看護師や救急救命士でも胸痛の患者の心電図を採って循環器内科医を呼ぶことはできるはずである．

　現在の日本の状況では，このように診断がついていないあらゆる種類の患者に対して適切に診断し，かつ，治療とマネジメントできる医師はほとんどいないようである．しかしここで，「胸痛の患者の心電図でST上昇が見られるので急性心筋梗塞疑いと言って患者を転送しているのであるから，ちゃんと診断している」と反論されるかもしれない．けれども，それは「診断」しかしていなく，転院先の医療施設に到着するまでの治療やマネジメントは一切行っていないことになる．看護師や救急救命士と医師の大きな相違点は，医師には自分の判断で治療が可能なことである．それならば，患者を単に搬送するだけでなく，酸素，アスピリンやニトログリセリンなどを転送中に投与することによって少しでも患者の治療効果を上げることが可能なはずである．言い換えると，診察は「診断」で止まってはならずに治療とマネジメントま

1 ジェネラリストの診療とは？

A Case for Generalist

胸痛を訴えて来院した患者

心電図で明らかに ST 上昇が認められたとする．この場合この患者の鑑別診断としてまっ先に考えなければならないのは，言うまでもなく急性心筋梗塞である．急性心筋梗塞の治療には原則として，心臓カテーテル検査によるインターベンションが緊急に必要である．だから，患者を心臓カテーテル検査が緊急に行える施設に迅速に転送する必要がある．

しかし，こういった緊急に転送が必要な場合にでもジェネラリストができることは多いはずである．診断がほんとうに急性心筋梗塞ならば合併症としていつ心室細動などの致死性不整脈を起こすかわからない．それならば，採血と点滴ラインを確保すべきである．採血は確定診断目的もかねて，血算・生化学・凝固能検査が必要である．また，心筋障害の程度を評価するため Troponin T や鑑別診断に肺塞栓や急性大動脈解離を考えて D-Dimer も必要である．胸痛が持続していれば胸痛が消失するまでニトログリセリンを舌下する．もしもそれで胸痛も心電図上で ST 上昇も消失すれば診断は異型狭心症かもしれない．

心電図で ST 上昇があれば必ずしも急性心筋梗塞とは限らない．単なる早期再分極かも知れない．それなら，過去の心電図と比較する必要がある．急性心外膜炎かも知れない．心電図で急性心外膜炎が疑われれば，患者についい最近感冒様症状があったか？　咳や痰はないか？　深呼吸すると胸の痛みは強くなるか？　など聞く必要がある．もしもほんとうに急性心筋梗塞が疑われるならば，手短に胸痛の PQRST（本書118 ページ参照）を聞き，既往歴で心筋梗塞の危険因子などを聞いて迅速に行動する必要がある．胸部単純 X 線検査をして，ニトログリセリンで胸痛が治まらなかったら，塩酸モルヒネを追加する必要がある．酸素マスクも必要である．アスピリンを投与することも検討する．また，患者搬送中に患者が心室細動を起こしたり，心肺停止になる可能性を考えて，キシロカインなどの薬剤，除細動器などの機器，そして，挿管などの蘇生法の準備をして，転院先の医療施設まで自分も同行すべきである．

Ⅰ　ジェネラリストの診療方法

で行わなければならないのである．つまり，単に「診断」するのではなく「診療(＝診断＋治療)」しなければならないのである*．

　このようなことは言われてみれば当たり前のことである．実際はこのような患者を完璧に診断してかつ治療・マネジメントまでして，転院先の医療施設に転送する，あるいは，専門医に引き継いでも，ジェネラリストは転院先の医師や専門医から感謝されることなどほとんどない．感謝されるどころか余計な仕事が多くなる急患を運んで来た不愉快なものと白い眼でみられたりもする．検査・診断・治療・マネジメントに対して一つ一つ小姑のように口うるさく小言をいう医師もいる．このあたりまえのことをあたりまえにするというのは簡単そうに聞こえるが実は非常に難しいことなのである．そして，あたりまえのことほど誰からも感謝されないのである．

　私たちは新鮮な空気やきれいな水があることを前提として

---

* **研修医の質問** 確実に診断をつけられなくてもいいのでしょうか？「多分この疾患だろうけれど，自分より専門家がこの病院にはいるから一応専門家の意見も聞いておこう」ということで結局コンサルトを出すことが多いですが，では，反対に質の良いコンサルトとはどういうものでしょうか？
回答 確実に診断をつけられなくても一向に構いません．そもそも確定診断が1回の診療でつく疾患ばかりとは限りません．何回か経過を見て始めて確定診断がつく疾患もあります．ですから，1回の診療で無理やり確定診断をつけてしまうことのほうが問題です．したがって，患者さんにも今の状況では診断が特定できないことなどの事情を必ず説明すべきでしょう．
　この「念のためコンサルテーション」は，患者の利益というよりは自分自身の安心のためです．この「念のためコンサルテーション」こそが専門医にとってはほとんど不要なコンサルテーションであることが多いのです．このような「念の

1 ジェネラリストの診療とは?

生きている.だから,誰も毎日新鮮な空気やきれいな水があることに感謝しない.同様に,当たり前のように毎日テレビが映り,電話が通じて人と会話ができ,新聞が届けられ,バスや電車が走っている.毎日空気,水,テレビ,電話,新聞,バスや電車などの当たり前のものに感謝して生きている人がいるであろうか?

しかし,これらのことに少しでも支障が生じると人々は大きな憤りを感じる.テレビが映らない,電話がつながらない,新聞が配達されない,バスや電車が遅れた.そういう状況で,いつもがんばってくれているからがまんしましょうという人が何人いるであろうか? あたりまえのことほどほめられることは少なく,批判されることが多いのである.ジェネラリストが行う診療であるプライマリ・ケアもこれらのライフ・ラインと同様に,ほめられることは少なく批判されることが多いのである.いわば「縁の下の力持ち」である.

ためコンサルテーション」を削減することが,専門医,ジェネラリストそして患者さんすべての人々の不必要な労力や時間の削減になります.そのためには,<u>総合診療外来で研修医は専門医にコンサルテーションする前に必ず総合診療指導医から指導を受けて,それでも必要なときに他科にコンサルテーションすべきです.「念のためコンサルテーション」が多いのは,総合診療外来で研修医の医療行為が監督されていないこと,あるいは,総合診療外来で指導医の診療能力が低いことなどの原因が考えられます.</u>

反対に質の良いコンサルトとは,総合診療指導医でもわからない病態についてのコンサルテーションです.もちろん,ここで総合診療指導医は研修医レベル以上の臨床技能および各科専門領域に基本的臨床技能を身につけていることが前提となります.総合診療指導医が研修医レベルのコンサルテーションをしてはいけません!

I ジェネラリストの診療方法

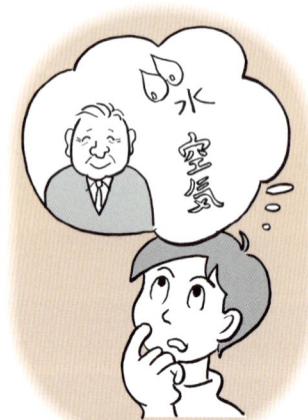

校長先生の話:「水のような人になれ,空気のような人になれ」

　テレビの医療番組では,華やかな活躍をする専門医にスポット・ライトが当たっている.冠動脈形成術(PCI)を行う循環器内科医,心臓バイパス手術を行う心臓外科医,臓器移植を行う移植医,外傷の緊急手術を行う外傷外科医など.実際の医療現場はこのような主役のスターだけでなく,多くの人々の陰の努力によって支えられているのである.ジェネラ

＊研修医の質問 ジェネラリストの魅力とは？医療の質を上げるためにジェネラリストが必要なのはわかりました.でも,当たり前のことをしつつでも感謝されず,批判されることが多く…と聞くとつらいだけのように聞こえますが,それにも増してジェネラリストの魅力とはなんでしょうか？
回答 社会の多くの人々の仕事はこういう仕事です.それがわからないのは君自身が未熟だからでしょう.感謝されることばかり望み,批判される人すなわち悪者であると考えているのならば,それは君自身が何もできないのにチヤホヤされて生きてきた証ではないでしょうか？　感謝ばかり望み,批判されることが嫌なら,専門医になればよいでしょう.

リストの医師だけではなく，看護師，救急救命士，薬剤師，検査技師，栄養士，臨床工学士，医療事務員などである．

　子供の頃はこういう社会の全体像が分からずに，皆スター選手にばかりあこがれたものである．しかし，スター選手というのはごく一部の話であって，ほとんどの人は単なる脇役なのである．そして，人間の生き方は，このごく一部のスター選手になることだけではなく，多くの無名の脇役としても生きることにも大きな意味があるということに，人間は成長とともに気づくのである．そういえば小学校のときの校長先生がこう言っていた．「水のような人になれ，空気のような人になれ」と*．

2）総合的診療

ジェネラリストを目指す医師が困っていること

1 具体的な対応範囲や他科との関連ではどのようになるのかが難しいです．ジェネラリストとスペシャリストの明確な図式化があると理解しやすいですが．

2 ジェネラリストの養成が急がれる理由を教えてください．

3 今自分がやっていることをうまく説明できないもどかしさをいつも感じるのですが（スペシャリストの医師に対して，一般の方々に対して）．

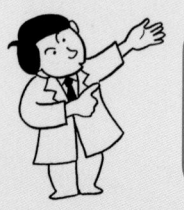

内科・外科・救急科・産婦人科・小児科，そして各マイナー科の知識を踏まえて診療を行うジェネラリストの育成が急務なのである．

1 ジェネラリストの診療とは？

　ジェネラリストに求められる診療の第2は,「総合的診療」である.「総合的診療」とは内科とか外科とかある1つの専門科だけの診療をするのではなく,患者の主訴という問題を解決できるように,内科・外科・救急科・産婦人科・小児科そして各マイナー科の知識を踏まえて診療を行うということである.このことは,何もこれらすべての科の専門医の資格を取らなければできないというものではない.「総合的診療」とは,「総合的視点」あるいは「総合的診療能力」があればよいのである.それではこの「総合的診療」は実際どのようなものであろうか？

　以下にジェネラリストと専門医の関係図を示す（図Ⅰ-1）.
　この図で下に行けば行くほど高度の専門医で,上に行けば

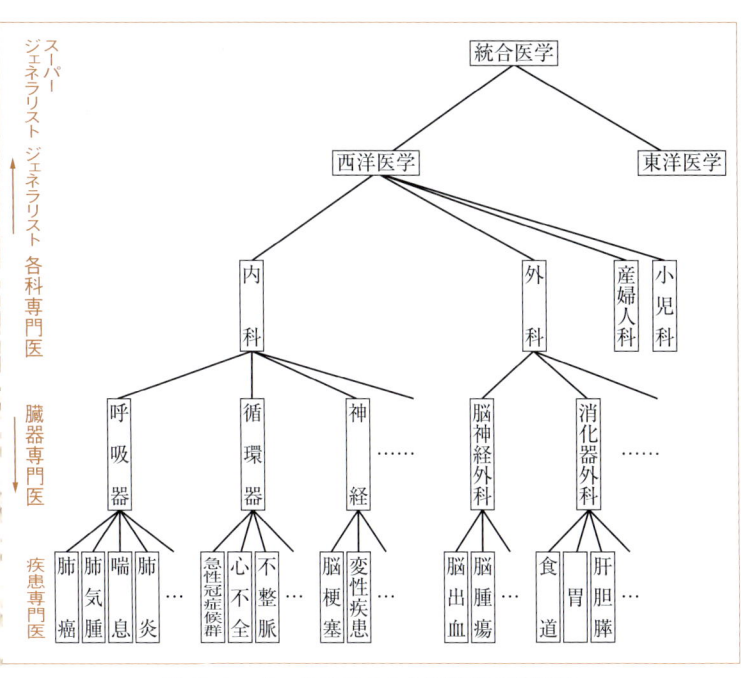

図Ⅰ-1　ジェネラリストと専門医の関係図

I ジェネラリストの診療方法

行くほど広範なジェネラリストとなる．現在の日本，特に大学では，この図である疾患だけ診る「疾患専門医」ばかりが存在する．だから，このような「疾患専門医」はその「臓器」の他の疾患さえ診ることができないのである．かりに「臓器専門医」がいたとしても，内科なら内科全般，外科系なら外科系全般についての「科専門医」になるのは雲の上の話である．今ここで話している「ジェネラリスト」は，日本にはほとんどいない「科専門医」のさらに上のレベルで，内科・外科・産婦人科・小児科などの多くの科にまたがる診療であるので，さらに雲の上の話なのである．

しかし，一部のジェネラリストは自分の守備範囲である西洋医学をもっと広げて，自分の診療に漢方・鍼・灸などの東洋医学を取り入れた「統合医療」というものを提唱している．このような医療を実現できるのはほんの一握りの医師であるので，ここではそのような医師たちを「スーパー・ジェネラリスト」と呼んでおく．

もともと日本では「疾患専門医」と「臓器専門医」しかなかった．このような「自分の専門以外の患者は診ない」，あるいは，「確定診断のついていない患者は診ない」という医師ばかりでは，いくら医師がいても足りないのである．このような医療風土で次に進化を期待するのならば順当な順序では「各科専門医」の出現であろう．つまり，とりあえず内科系の疾患に対処する「内科系専門医」，あるいは，とりあえず外科系の疾患に対処する「外科系専門医」である．しかし，そのような「各科専門医」ではへき地などでは医師の供給が間に合わない．へき地では医師は一人だけである．内科系だけしか診ない，外科系だけしか診ない，産婦人科や小児科は診られないでは務まらない．

専門医ばかりではいくら医師がいても足りないのである．このような理由で，内科・外科・救急科・産婦人科・小児科そして各マイナー科の知識を踏まえて診療を行うジェネラリストの育成が急務なのである[*]．

1　ジェネラリストの診療とは？

　この専門医とジェネラリストに見られるような「総合」と「分析」という方向は古代ギリシャ時代からの問題である．ラファエロ・サンツィオ作の『アテネの学堂』には，天を指さすプラトンと地を示すアリストテレスの絵が描かれている（図Ⅰ-2）．

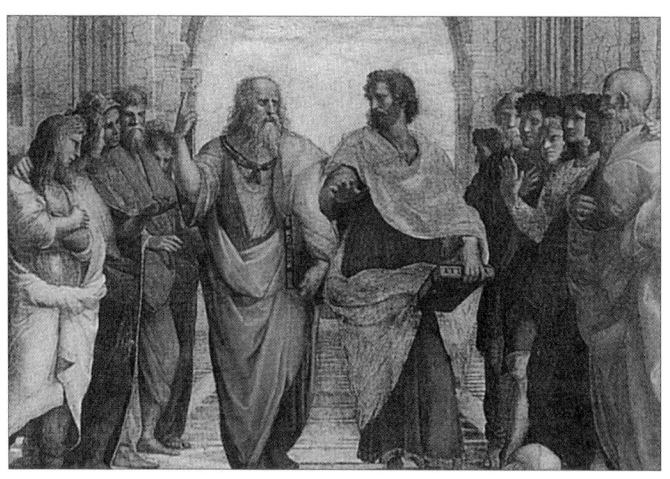

図Ⅰ-2　ラファエロの『アテネの学堂』：天を指さすプラトンと地を示すアリストテレス

***研修医の質問**　各マイナー科で，ジェネラリストとして必要な知識，技術を得るのに具体的にどれぐらいの期間ローテーションする必要がありますか？
　回答　各マイナー科は最低1カ月ローテーションするのが理想です．また，重要な専門科は1回だけでなく，できれば複数回ローテーションすることが望まれます．同じ専門科でも自分の発達過程で学ぶことが変わってきます．ちなみに，アメリカの家庭医は各科の診療能力を維持するために数年に一度各科ローテーションが義務付けられているようです．著者が会ったある家庭医は数年に一度3カ月間ほど産婦人科を回っていました．

3）自立的診療

ジェネラリストを目指す医師が困っていること

1 自立的診療とは聞きなれませんが，教えてください．

2 万一誤診やミスマネジメントしたらどうするのですか．

3 現在の日本で，ジェネラリストの養成が叫ばれているのに現実には根付いていません．なぜなのでしょうか？

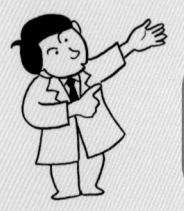

> ジェネラリストと専門医はどちらも不完全なのである．ただ立場が違うだけである．

1　ジェネラリストの診療とは？

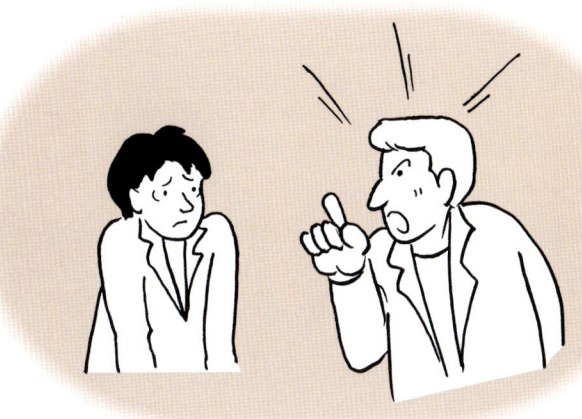

専門医から研修医のように怒られるジェネラリスト
もいる．

　ジェネラリストに求められる診療の第3は，「自立的診療」である．「自立的診療」とは「責任をとる診療」である．
　ジェネラリストは「総合的診療」を行わなければならない．ジェネラリストはすべての専門科の専門医ではない．したがって，自分の行う診療がすべて正確で適切であるとは限らないのである．もしかして，誤診するかもしれないし，自分の治療やマネジメントが必ずしも適切ではないかもしれない．自分の診療した患者があとから他の病院に行って実は異なる疾患であると診断されたり，また，あとから病状が悪化して重症な状態になって救急病院へ搬送されることがあるかもしれない．いつもこのような不安にさいなまれながら診療を行っているのである．だから，自分の診療に自信がもてないときには紹介状を持たせて専門医を受診させたり，あるいは，専門医にコンサルテーションすることになる．実際に診断が間違っていたり，後から病状が悪化してから患者が専門医に送られると，ジェネラリストは専門医からまるで研修医のように怒られる．「何でこんな病気も診断できないの

Ⅰ　ジェネラリストの診療方法

か？」,「こんなに悪くなるんならもっと早くから呼べ！」などなど．しかし，かといって念のために一応コンサルテーションしておこうかという感じで専門医にコンサルテーションすると，「何でこんな軽症でいちいち呼ぶんだ？」,「自分で何とかしろ！」などと言われる．つまり，呼んでも怒られるし呼ばなくても怒られるのである．専門医に対するジェネラリストはまさに指導医に対する研修医である．こんな専門医から研修医扱いされるジェネラリストを見て，学生や研修医はジェネラリストの道を選ばないのかもしれない*．

　このようにジェネラリストは専門医から一段低く見られる存在という状況はよくわかる．だからといって，ジェネラリストの中には自分の診療に全く責任をとらない診療を行う人がいるのも事実である．

　アメリカでこんなプライマリ・ケア医をみたことがある．自分の患者が病院に入院した．そのプライマリ・ケア医は病棟でその患者を診て患者のプランを立てた．心電図変化があるから循環器内科医にコンサルテーションする，発熱があるので感染症内科医にコンサルテーションする，貧血があるので血液内科医にコンサルテーションする，胸部単純X線に陰影があるので呼吸器内科医にコンサルテーションする，褥瘡があるので老年病専門医にコンサルテーションする，など．

---

*　**研修医の質問**　常に下に見られて怒られるのではジェネラリストにはつらい状況と思うのですが，逆に専門医に対してジェネラリストが優位になる状況はないのですか？

回答　専門医の先生に対してジェネラリストが優位になる状況というのはたくさんあります．それは，その専門医の先生の専門以外の診療についてです．専門医の先生方はその専門領域についてはよくご存じですが，それ以外に診療についてはまったくご存じなく，研修医レベルのこともご存じないことが多いのです．抗菌薬の投与方法，輸液，電解質，酸塩基平衡，心電図などなど．ですから，ジェネラリストが専門医よりも優位に立つ状況はたくさんあるのです．

1 ジェネラリストの診療とは？

その医師は，このような自分でいわく「完璧」な患者のプランを立てて，「自分はその患者の治療とマネジメントをコーディネートしている.」と豪語していた.

また，日本ではこんな救急医を見たことがある．救急医の職務は，胸痛が来たら循環器内科医を呼ぶ，意識障害が来たら神経専門医を呼ぶ，外傷が来たら外科系医師を呼ぶなどのトリアージをすることであると．しかし，このようなことは何も医師ではなくても看護師や医学知識をもつ一般人でも可能である．

ジェネラリストがこのような「問題（責任）転嫁型診療」あるいは「無責任診療」をいつまでも行っていても，専門医もその他大勢の看護師や救急救命士などのパラメディックからも信頼されない．だから，ジェネラリストは責任を取る「自立的診療」を行わなければならないのである．

すなわち，自分はこの症状，診察所見，検査所見からこう診断して，その診断に対してこう治療して，こう管理したと自信を持って患者を診療することである．これはちょうど子供が何をするにもいちいち親に聞いて行動していたのを，いちいち親に聞いて行動せず自分で考えて行動し始めるのに似ている．つまり，ジェネラリストは専門医から自立すべきなのである*.

*****研修医の質問** 専門医から激怒されるだけならいいですが，自分が間違ったことによって患者さんに危害が及ばないように勉強したり，経験を積んでいくということでしょうが，ついついリスクマネージメントということで専門医に頼りたくなります．最初は指導を受けながら診療に当たり，少しずつ守備範囲を拡げていくのでしょうが，どこまで知識がついたら専門医にコンサルトせず自分一人で判断してよいという目安，基準はあるでしょうか？

回答 専門医にコンサルトせずに自分一人で判断してよいという客観的な目安や基準はありません．このような客観的な

Ⅰ ジェネラリストの診療方法

　しかし，実際に自分でこの症状，診察所見，検査所見からこう診断して，その診断に対してこう治療して，こうマネジしたという診療を行って，万が一誤診やミスマネジメントをしたときには，また専門医から激怒されるではないかと思うかもしれない．果たしてそれでもいいのであろうか？

　答えは，そう，それでいいのである．自分が万が一誤診あるいはミスマネジメントしたときにはすなおに自分が間違えたことを謝罪して，何が間違っていたかを反省し，次回の教訓にすべきである．それが医師として診療を行うということなのである．自分で責任を取らない診療ばかりするジェネラリストは専門医から見ると虫がよ過ぎるのである．

　しかし，一方ジェネラリストを見下す専門医が全く誤診やミスマネジメントなどなく完全無欠かというと実際はそうではないようである．その専門科の基本的な疾患さえも診断・治療できない専門医，自分が手術する能力がないという理由で手術適応がないといっているのではないかと思いたくなるような専門医，典型的なその専門科の疾患であるのに呼ぶと呼ぶだけで激怒する専門医などがいる．「専門医から診てもらったがその専門医の病気ではない」と言われたという患者でも，もう一回診療してみると実はその専門の病気であったりする．専門医でも実際には信頼できる専門医は多くはない

目安や基準を作りにくいのは，まずジェネラリストによって診療領域の得意不得意があり，同じ疾患でもその領域が得意の人は自分でやるでしょうが，その領域が不得手な人は念のためコンサルテーションするでしょう．ただ，こういう疾患ならば自分で診てよいというガイドラインのようなものはそれぞれの病院で出すことは可能だと思います．ジェネラリストの守備範囲というのは病院というシステムによるところが大きいので，全国統一のガイドラインというのは出しにくいです．だから，その病院の治療指針という形で文書化するのが現実的かと思います．

1 ジェネラリストの診療とは？

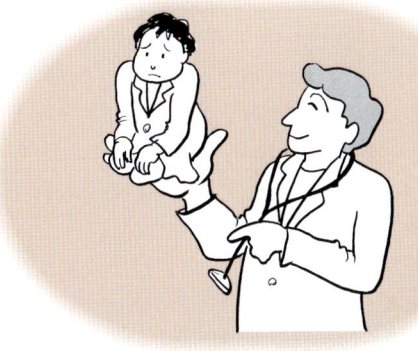

ジェネラリストは子供で，専門医は親である．どちらも立派な人間は少ないのである．

ようである．

　これはちょうど親であっても立派な親は少ないのと似てい

***研修医の質問** 実際に専門医とジェネラリストでマネジメントしたときに患者さんの予後に差はないのでしょうか？　いくつかの文献では虚血性心疾患，脳卒中，HIV などのマネジメントから喘息や Diabetic foot，うつ病などの common disease まで outcome に差が出てきたと書かれていました．どこまでジェネラリストがマネジメントして，どこから専門医に引き継いだほうがいいという線引きをどう作っていったらいいのでしょうか．

1) Harrold LR, Field TS, Gurwitz JH. Knowledge, patterns of care, and outcomes of care for generalists and specialists. J GEN Intern MED 1999；14：499-511.

2) Smetana GW, Landon BE, Bindman AB, Burstin H, et al. A comparison of outcomes resulting from generalist vs specialist care for a single discrete medical condition：a systematic review and methodologic critique. Arch Intern Med 2007；167：10-20.

I　ジェネラリストの診療方法

る．ジェネラリストは子供で，専門医は親である．どちらも立派な人間は少ないのである．子供が自分の成績がよくない理由を親のせいにして，親は子供の成績がよくない理由を子供のせいにする．著者が家庭教師をしているときにこのような家庭を見て思った．「どちらも悪い」と．ジェネラリストと専門医の関係も同じである．どちらも不完全なのである．ただ「立場」が違うだけである．

　日本では昨今ジェネラリストの必要性が強調されているが，いつまで経ってもジェネラリストが育成されないし根付かない．その理由の一つは，実際に自立的な診療を行っているジェネラリストが少ないからではないか？　ジェネラリストといっても実は元専門医で実際の診療はその専門周辺のことしかしていない，あるいは，ジェネラリストで広範囲の診療はするが，少し分からないと何でもコンサルテーションしてしまうような診療でしかないことが多いようである*．

---

3) Donohoe MT. Comparing generalist and specialty care—discrepancies, deficiencies, and excesses. Arch Intern Med 1998；158：1596-608

回答 ある疾患に対して専門医が診療した場合に，ジェネラリストが診療した場合よりも予後が改善したというエビデンスがかりにあったとしても，その結果からすなわち「その疾患はジェネラリストではなく専門医が診療すべきだ」という結果に結びつけるのは短絡的すぎると思います．

　もしもある疾患に対してジェネラリストよりも専門医が診療したほうが予後が改善するというエビデンスがあったとすると，まずなぜそういう結果になったのかを考えなければなりません．そして，その原因がジェネラリストにとって改善可能であれば，その点をジェネラリストは改善しなければなりません．そして，もしも改善点がどうしてもジェネラリストにとって不可能なのであれば，そのとき初めてその疾患は専門医が診療したほうがよいということになると思います．

1 ジェネラリストの診療とは？

まとめ

　以上のようにジェネラリストの診療には，「問題解決型診療」と「総合的診療」，および，「自立的診療」が必要であることがわかった．それでは，どのようにすればジェネラリストはこれらの3つの診療ができるようになるのであろうか？　ここで，ジェネラリストは最初の2つの「問題解決型診療」と「総合的診療」の2つが可能となれば，それによって自分の診断・治療とマネジメントに「自信」が持てるようになる．そうすれば，ジェネラリストは専門医をわざわざ呼んでも何もマネジメントが変わらないということがわかるようになる．そうなれば，ジェネラリストは自然に「自立的診療」が可能になると考えられる．したがって，以下では「問題解決型診療」と「総合的診療」の2つの診療について述べることにする．

2 問題解決型診療
—臨床推論の正攻法

「問題解決型診療」とは,患者の主訴から始まって問診,身体診察,検査,診断,治療,そして,マネジメントという患者の問題(主訴)を解決しながら診療を行うことである.この「問題解決型診療」は何もジェネラリストに限って行うものではなく,すべての医師が行う診療方法である.しかし,実際に医療現場に出て患者を自分自身で診てみれば,この「問題解決型診療」を正確にかつ適切に行うことは至難の業であることが身をもってわかるはずである.

「問題解決型診療」を最も正確にかつ適切に行う4つのステップを推奨する.

1)問題提起・発見
2)問題設定
3)問題解決
4)解答評価

ジェネラリストを目指す医師が困っていること

1 問題解決型診療には,どんな方法がありますか.

2 ジェネラリストは,文科系ですか,理科系ですか?

3 「自然科学的問題解決法」による「問題解決型診療」とはどういうものですか?

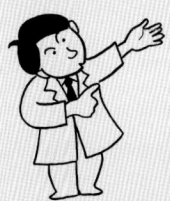

ジェネラリストは理数系である!

I　ジェネラリストの診療方法

「問題解決型診療」には大きく分けて2つの方法論がある．第1の診療方法は，患者の主訴，問診，身体診察，検査のデータが同じような症例を自分が知っている，あるいは，検索することによって，その患者の診断を行い治療する方法である．この診療方法では，ある疾患のとりうるすべての症状や検査所見を医師は記憶する，あるいは，検索することが要求される．したがって，医師はすべての疾患のありとあらゆる症状と検査所見を記憶することに全精力を傾けるのである．このため各領域の学会では「何々の症状を呈した1症例」などの無限の症例発表がいまだに行われているのである．

第2の診療方法は，患者の主訴，問診，身体診察，検査のデータを科学的に分析して，最もありうる診断をして，それに対する治療を行うという方法である．この方法だと，医師はすべての疾患のありとあらゆる症状と検査所見をすべて記憶する必要はなく，科学的分析能力や推論能力を持つことを期待される．

前者は「人文科学的問題解決法」で，後者は「自然科学的問題解決法」であると言える．日本の医師はこれらの2つの診療方法のうち，前者の「人文科学的問題解決法」で診療している医師が大多数である．そのため，自分の患者にありとあらゆる検査を行い，少しでも自分の知識と異なったデータがあるとその患者の診断ができず，また，自分の知らない疾患は診断できない．つまり，この診療方法では無限の情報メモリを持った医師のみが正確で適切な診療を行えるのである．

しかし，後者の「自然科学的問題解決法」では，知識が未熟な医師でも科学的分析能力や推論能力がありさえすれば，最も確からしい診断と治療に辿り着くことができるはずである．

これら2つの「人文科学的問題解決法」と「自然科学的問題解決法」はともに不完全なもので，どちらの方法でも診断率は100％正確にはならない．診断を100％正確にするため

2　問題解決型診療—臨床推論の正攻法

には,「人文科学的問題解決法」では医師は無限に情報メモリを増やすように努力する. 一方,「自然科学的問題解決法」では医師はできるだけ正確な判断ができるように分析や推論をするように努力することになるのである.

　どちらも欠点のある2つの問題解決法である. ここで, 前者の「人文科学的問題解決法」は専門医のようなある1つの狭い領域の診療を行うのであるならば実行可能であろう. しかし, ジェネラリストのように多くの専門科にまたがる領域を診療することを考えると, すべての診療領域について無限の知識を獲得することは不可能である. したがって, ジェネラリストは, 少ない知識でも正確で適切な診断と治療に辿り着けるような「自然科学的問題解決法」をとらざるを得ないのである.

　よく医師の仕事は文科系だと言われる. この「医師の仕事は文科系」というのは, 前者の「人文科学的問題解決法」を意味している. すなわち, 医師の診断は地理・日本史・世界史のように知識を調べて答を出すような作業であるということである. しかし,「自然科学的問題解決法」とは, 診断を数学や物理の問題を解くように原理や公式に従って解くことを意味する.

　したがって, ジェネラリストは単なる「文科系」だけではなく「理数系」でもなければならないのである. このことは言い換えると,「文科系的医療」から「理数系的医療」へ変換するということである. ここで, 文科系がすべて「人文科学的問題解決法」をとるかというとそうでない. 法学における犯罪の立証などは, 人文科学的というよりは理数系的な自然科学的思考過程である. つまり, 人文科学・社会科学・自然科学のどんな科学であれ, 科学的であるためには「自然科学的問題解決法」をとるのである.

　このような理由で, 本書で示す「問題解決型診療」は「人文科学的問題解決法」ではなく「自然科学的問題解決法」を述べることにする.

I　ジェネラリストの診療方法

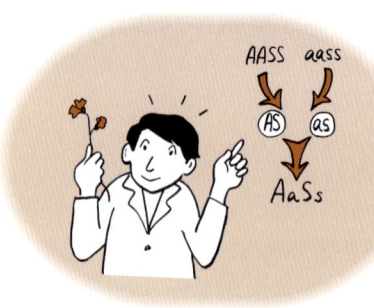

ジェネラリストは「文科系」から「理数系」へ変換しなければならない

1）方法論[1),2)]

　それでは一体どのようにして「自然科学的問題解決法」による「問題解決型診療」を行えばよいのであろうか？　この科学的思考方法の原理については17世紀に哲学者・科学者であるデカルトが明らかにしている．彼は著書『精神指導の規則』で「規則第四—事物の真理を探究するには方法（Methodus）が必要である．」と述べ，1637年の『方法序説』で真理を探究する方法として以下の4つの規則を示した．

> 第一の規則（明証性の規則）
> 第二の規則（分析の規則）
> 第三の規則（総合の規則）
> 第四の規則（枚挙の規則）

以下にそれぞれの規則の解説部分を引用する．
「第一の規則（明証性の規則）
　第一は，わたしが明証的に真であると認めるのでなければ，どんなことも真として受け入れないことだった．言い換えれば，注意ぶかく速断と偏見を避けること，そして疑いをさしはさむ余地のまったくないほど明晰かつ判明に精神に現れる

もの以外は，何もわたしの判断のなかに含めないこと．

第二の規則（分析の規則）
　第二は，わたしが検討する難問の一つ一つを，できるだけ多くの，しかも問題をよりよく解くために必要なだけの小部分に分割すること．

第三の規則（総合の規則）
　第三は，わたしの思考を順序にしたがって導くこと．そこでは，もっとも単純でもっとも認識のしやすいものから始めて，少しずつ，階段を昇るようにして，もっとも複雑なものの認識にまで昇っていき，自然のままでは互いに前後の順序がつかないものの間にさえも順序を想定して進むこと．

第四の規則（枚挙の規則）
　そして最後は，すべての場合に，完全な枚挙と全体にわたる見直しをして，何も見落とさなかったと確信すること．」*

---

* **研修医の質問**　上記の4則が難解です．特に第一則ですが，客観的にはっきりと証拠のあるもの以外信じないということでしょうか？この4則は物事を細かく分割して吟味して，組立て直して，最後に見直すということですか？
　回答　第一則は，あたりまえだと思うことも徹底的に疑って，それでも否定できないことのみが真理だということを言っています．デカルトは実際に徹底的に事物を疑って，最後に疑っても否定できないのが，疑っている自分自身であるという事実に気づきました．そのことが，「我考える，ゆえに我在り（ラテン語でコギト，エルゴ　スム）」という有名な言葉に集約されています．つまり，彼は懐疑という方法（方法的懐疑）で理性にしたがって真理を追究する方法を確立したのです．その具体的な方法がこの4則で，簡単に言えばおっしゃる通り，「物事を細かく分割して吟味して，組み立て直して，最後に見直す」というだけのことです．

I　ジェネラリストの診療方法

デカルトはこれらの4つの規則を主に数学の問題を解く方法として記述した．しかし，この原理は数学に限らずその他の諸科学で真理を探究する方法として利用されようになった．この『方法序説』は近代科学の方法論の根幹となって，デカルト以後近代科学は一気に発達することとなった．

2）4つのステップ

著者はこのデカルトの4つの規則に倣い，「問題解決型診療」を最も正確にかつ適切に行う4つのステップを推奨する．著者は拙著『問題解決型救急初期診療』（医学書院）で問題提起・発見，問題設定，問題解決の3ステップを示したが，ここではこの3ステップの最後に解答評価を加えて以下の4ステップとした．

①問題提起・問題発見
②問題設定
③問題解決
④解答評価

以下にそれぞれのステップについて解説する．

①問題提起・問題発見

問題は通常患者によって提起される．いわゆる主訴である．しかし，問題はこのように患者の主観的主訴の他に，各種検査値異常であることもある．「発熱」や「肝酵素異常」などである．このような提起される問題に対して提起されない問題もある．「体重減少」を「問題」と思わない人もいる．このような場合，改めて患者に「体重は減少しましたか？」などと質問しなければ，この「問題」は発見されないことがある．もしもこの患者の体重が減少していて，この患者が意識的にダイエットしていればそれは「問題」ではない．しかし，この患者がダイエットしていないにも関わらずに体重が減少していたとしたら，それは「問題」なのである．だから，われわれは提起された「問題」を扱うだけでなく，「問題」を発

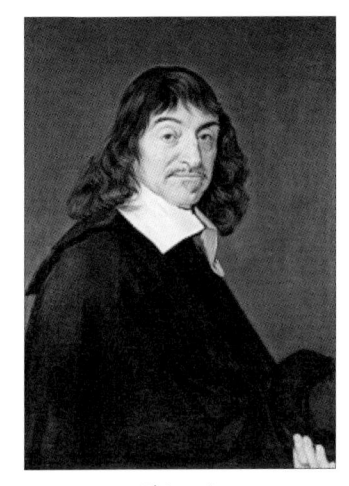

2 問題解決型診療—臨床推論の正攻法

デカルト
(出典:フリー百科事典「ウィキペディア (Wikipedia)」

見することにも努めなければならないのである*.

②**問題設定**[3]

以上のように提起された,あるいは,発見された一連の問題を次に設定しなければならない.この「問題」を設定するとは,一連の問題を1つの問題として扱うのか,いくつかの

---

* **研修医の質問** この問題提起と明証性の関係についてもう少し教えてください.これは一般的に言われている problem list を作るということですか?

回答 明証性の規則は,明証的に真であること以外は真として受け入れないことである.すなわち,明証的なこと以外はすべて「問題」として扱えということです.このことを臨床医学でいうと,おっしゃる通り problem list を作るということです.この problem list を作成するときには,少しでも疑わしい問題はその重要性は置いておいて,とりあえず問題として列挙することです.なぜならば,「問題」が「問題」として problem list に挙げられなければ,その「問題」は解決されることは永久になくなってしまうからです.

I　ジェネラリストの診療方法

問題群として扱うのか，それともすべて別個の問題として扱うのかということである．このことは言い換えると，問題群も「一元的な問題」として扱うのか，それとも，「多元的な問題」として扱うのかということである．

例えば，ここで「頭痛・嘔吐・下痢」の患者がいたとする．これを「オッカムの剃刀（かみそり）」*の原理に基づいて一元的に説明しようとすると診断は「感冒」となる．しかし，同じ患者を「ヒッカムの格言」に基づいて多元的に説明しようとすると，「嘔吐・下痢」と「頭痛」の2つの問題群に分割して，「急性胃腸炎」とその合併症としての「脳出血」という診断も考えられるのである．このように一連の問題群は最初の問題設定の方法によって，全く異なった方向に行ってしまう可能性があるのである．それならば，最初の問題設定の時点で「オッカムの剃刀」と「ヒッカムの格言」のどちらを適応すればよいのであろうか？

そこで，デカルトの言う「第二の規則（分析の規則）：第二

---

* **研修医の質問**「オッカムの剃刀」「ヒッカムの格言」とは？
回答 問題設定の方法については，哲学上で「オッカムの剃刀（かみそり）」と「ヒッカムの格言」と呼ばれる2つの原理が存在します．オッカムの剃刀とは，14世紀にイギリスのオッカムに在住したウイリアムが言った言葉で，「できるだけ単純な仮説で事物を説明するように」という教えです．この原理はもともと哲学領域で，不要な仮説を剃刀でそぎ落とすように簡略化することから「オッカムの剃刀」と呼ばれています．つまり，できるだけ一元的に説明しろという教えです．臨床医学の場合には，「多数の傷病ではなく，できるだけ1つの傷病で患者の病態を説明する．」ということになります．

これに対して，「ヒッカムの格言」はオッカムの剃刀とは逆に，「複数の別々の仮説が同時に存在する可能性があるので，疑わしいときには複数の別々の仮説を疑え」という教えです．このことは，臨床医学で言えば「複数の傷病が同時に存在することがある」ということです．

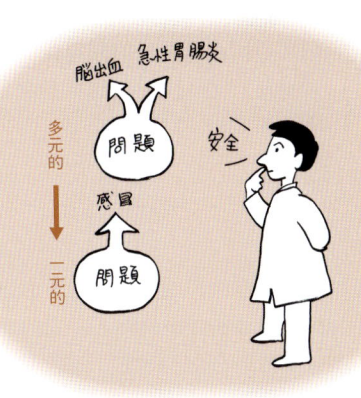

2 問題解決型診療—臨床推論の正攻法

問題設定は多元的から一元的に向かうべきである

は，わたしが検討する難問の一つ一つを，できるだけ多くの，しかも問題をよりよく解くために必要なだけの小部分に分割すること」を適応する．つまり，一連の問題群は最初に「ヒッカムの格言」に従って「多元的問題」として取り扱う．そして，個々の問題が一つの仮説で説明できるのであれば，それらの問題をグループ化していく．そして，もしもそれらの問題群が最終的に単一の仮説で説明できるのであれば，「オッカムの剃刀」の原理に基づいてその仮説を診断にするのである．

このことは前述の問題群で言うと，「頭痛・嘔吐・下痢」をそれぞれ独立した問題として扱い，「嘔吐・下痢」と「頭痛」の2つの問題群にグループ化して，「急性胃腸炎」とその合併症としての「脳出血」として扱うということである．このように問題群を最初に多元的に扱えば，この患者を単なる「感冒」と誤診してしまう可能性が少なくなるし，患者のマネジメント上でも安全である．つまり，実際には「急性胃腸炎」とその合併症としての「脳出血」の患者を単に「感冒」として扱ってしまうよりは，単に「感冒」の患者を「急性胃腸炎」とその合併症としての「脳出血」として扱うほうが安全だと

33

I ジェネラリストの診療方法

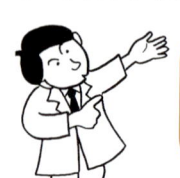

> 問題設定は「多元的問題設定(ヒッカムの格言)」から「一元的問題設定(オッカムの剃刀)」に向かえ.

いうことである.

臨床上しばしば見られる決めつけ診断による誤診というのは,問題群を多元的に扱わずに最初から一元的な問題と決め付けてしまうことによる.したがって,問題設定は「多元的問題設定(ヒッカムの格言)」から「一元的問題設定(オッカムの剃刀)」に向かうべきである*.

***研修医の質問** 具体的に分割した問題をオッカムの剃刀で一元的にまとめていく思考過程をもう少し細かく知りたいです.どうして急性胃腸炎+脳出血と分けて考えていたものを感冒とまとめていけるのか.オッカムの剃刀の考え方は分割した問題を整理統合するということで診断するステップに入ってくるかもしれませんが.

回答 問題設定は必ずしも「多元的問題設定(ヒッカムの格言)」から「一元的問題設定(オッカムの剃刀)」に向かう必要はありません.より正確には,「多元的問題設定(ヒッカムの格言)」と「一元的問題設定(オッカムの剃刀)」を同時に設定して,その後にどちらかを選択すると表現したほうがよかったかも知れません.ここで,「多元的問題設定(ヒッカムの格言)」から「一元的問題設定(オッカムの剃刀)」に向かえと書いたのは,最初に「一元的問題設定(オッカムの剃刀)」として簡単に問題を捉えてしまうと,それ以外の診断は疑わずに短絡診断に陥ってしまうからです.実際には急性胃腸炎+脳出血とまでおおげさに考える必要がないということがわかれば,感冒でよしとして診断します.しかし,そういう単純な場合だけではないということを知って欲しいのです.簡単に言うと,単一疾患か複合疾患か考えろ,わからないときには安全のために複合疾患として扱えということです.

③問題解決

以上のようにして設定したそれぞれの問題あるいは問題群に対して，次はそれを解決しなければならない．この問題解決の方法については，著者は以下のように3ステップに分類する．

> 暫定的診断法（仮説設定過程）
> 確定診断法（仮説検証過程）
> 治療法

これらのそれぞれの問題解決のステップについては次章以下で解説する．

④解答評価

問題はその原因を究明して原因に対しての対応策を立てそれを実行すれば終わりというわけではない．原因に対して対応策を立てそれを実行しても，全く状況がよくならない場合もある．そういう場合には改めて対応策を検討しなければならない．そして，新たな対応策を実行してみて本当に問題が改善したかどうか再評価する必要があるのである．そしてそれでも問題が一向に改善しない場合には，解明した原因自体がそもそも間違っている可能性もある．その場合には，もう一度原因究明からやり直さなければならないのである．そして，ほんとうの原因を再度究明してそれに対して新たな対応策を考えて実行し，その後それを再び評価するのである．

このことを臨床医学で言うと，図Ⅰ-3のように仮説設定・検査・診断・治療・経過観察のらせん状のサイクルを無限に繰り返し進歩するということである．このように，正確にかつ適切に診断・治療・マネジメントするというのは，この仮説設定・検査・診断・治療・経過観察のスパイラルを無限に繰り返すことなのである．

このようならせん状の進化は何も臨床推論に限らず，人間個人の進歩や社会全体の進歩も同様の経過をたどる．一人の人間は春夏秋冬と毎年毎年少しずつ進歩していき，社会全体

I ジェネラリストの診療方法

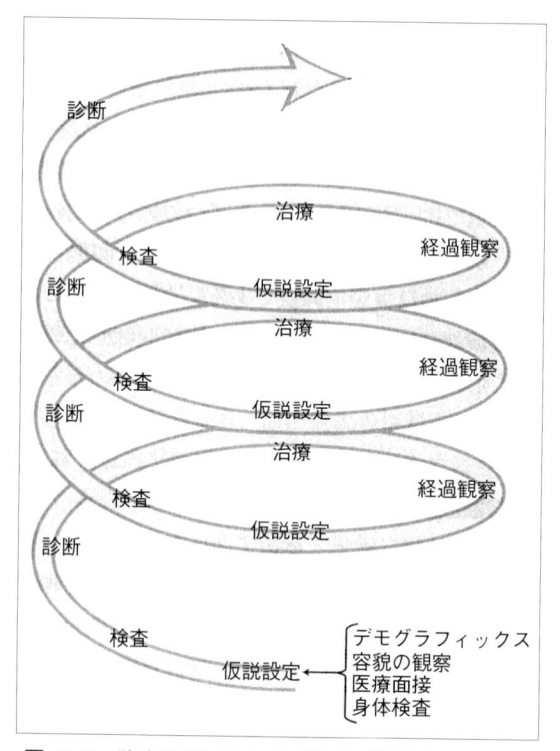

図 I-3 臨床医学における再評価（福井次矢，他編．内科診断学，医学書院，2000，p11[4)]より著者と出版社の許諾を得て転載）

もまた毎年毎年少しずつらせん状に進歩していくのである．年輪を重ねながら進歩する，それが人間の生きる「道」なのである．

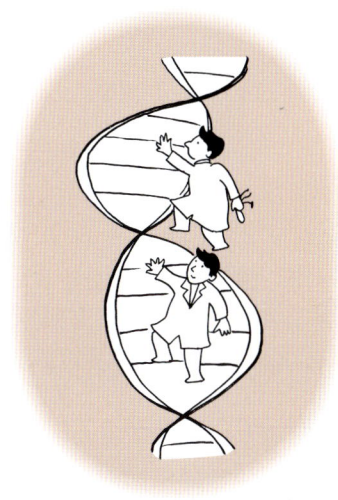

臨床推論はらせん状に進歩する

まとめ

問題解決型診療は，自然科学的方法論を基にした診療方法で，問題提起・問題発見，問題設定，問題解決そして解答評価の4段階を無限に繰り返すことで，正確な診療が実現できる．

参考文献
1) デカルト著，野田又夫訳．精神指導の規則，岩波文庫（品切）
2) デカルト著，谷川多佳子訳．方法序説，岩波文庫，1997
3) Hilliard AA, Weinberger SE, Tierney Jr. LM, et al：Occam's Razor versus Saint's Triad. N Engl J Med 2004；350：599-603
4) 福井次矢，奈良信雄（編）：図I-5 診療のスパイラル，内科診断学，医学書院，p 11, 2000

3 問題解決型診療
—暫定的診断法（仮説設定過程）

実際の医療現場では，医師は「人文科学的問題解決法」や「自然科学的問題解決法」に限らずに様々な方法で診療を行っている．著者は拙著『問題解決型救急初期診療』（医学書院）において，「当たるも八卦，当たらぬも八卦診断法」，「直感的診断法」と「系統的診断法」の3つの診断方法を挙げた．ここでは，その3つの診断方法にもう一つ「しらみつぶし診断法」を付け加えた以下の4つの診断方法を挙げる．

> **4つの診断方法**
>
> 1）「当たるも八卦，当たらぬも八卦診断法」
> 2）「直感的診断法」
> 3）「しらみつぶし診断法」
> 4）「系統的診断法」

ジェネラリストを目指す医師が困っていること

1 「当たるも八卦,当たらぬも八卦診断法」をする研修医の落とし穴はどんなところにありますか?

2 「しらみつぶし診断法」はどんなときにすべきですか?

3 「系統的診断法」はどのように行うのですか?

4 臨床推論の方法は,どのように進化してきたのですか?

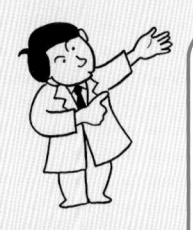

銛(もり)で獲物を追う「直感的診断法」や「しらみつぶし診断法」では,必ずしも獲物がとれるとは限らない.しかし,一網打尽の「系統的診断法」では,期待もしなかった獲物(診断)をとらえることも可能なのである.

I　ジェネラリストの診療方法

　診断方法には本章の冒頭に掲げた4つの診断方法以外にもまだ他の診断方法があるかもしれない．しかし，これらのいくつかの診断方法の中でも著者が「系統的診断法」に固執するのは，この方法こそが真の「自然科学的問題解決法」で，この方法によって最も正解にかつ適切に患者の診断とマネジメントが可能であると信じているからである．

1）「当たるも八卦，当たらぬも八卦診断法」

　診断法の第1である「当たるも八卦，当たらぬも八卦診断法」とは，まず研修医が覚える診断法である．研修医は患者を診ようと思っても，患者の主訴からどんな鑑別診断を考えてどんな質問をすればよいのか分からない．主訴から考えられる鑑別診断もわからないのだから，もちろん身体診察でどこにポイントを当ててよいのかわからない．つまり，どんな疾患を疑ってどんな検査をしてよいのか全くわからないのである．だから，とりあえず何でも検査してみる．そして，検査で異常があったらそれが原因となる疾患を診断にするのである．

　この「当たるも八卦，当たらぬも八卦診断法」は，ほぼ人間ドックなどのスクリーニングと同じ診断方法である．だから，患者はその重症度に関わらずすべて一式の検査を受けることになる．患者が検査を受けずに問診と診察だけで帰宅するのはよほど軽症の場合か，患者自身が検査を拒否した場合である．この診断方法はほとんどすべての患者が検査を受けるので診断も正確で安全と思われるかもしれない．しかし，この診断方法で「検査値正常＝正常」，「検査値異常＝異常」と医師が判断すると大きな落とし穴にはまることになる．

　その典型的な例が頭部CT正常のクモ膜下出血である．頭痛の患者で頭部CTをとって何もなかったから大丈夫でしょうといって返した患者が，心肺停止で返ってくる場合である[*]．また，これとは逆に腹部エコーで胆石があると腹痛は胆石症となる．しかし，無症候性の胆石の人もいる．胆石症

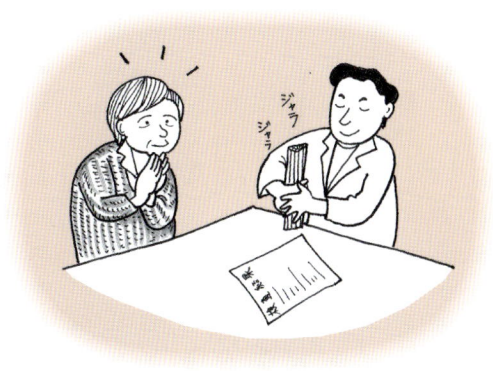

3 問題解決型診療―暫定的診断法(仮説設定過程)

「当たるも八卦,当たらぬも八卦診断法」には大きな落とし穴がある

と診断された患者が実は急性虫垂炎であったり,消化管穿孔であったりすることがよくある.「胆石」は冤罪を受けやす

---

* **研修医の質問** 具体的にどのようにしてこういう患者をピックアップし,どうマネジメントしたらいいんでしょうか?系統的診断法での例でピックアップのしかたを示してください.

回答 具体的に頭部 CT 陰性のクモ膜下出血を系統的診断法でピックアップすることを考えましょう.系統的診断法でこの頭部 CT 陰性のクモ膜下出血をピックアップするには,まず最初に頭部 CT 陰性のクモ膜下出血が全クモ膜下出血の中の約 5 〜 12% で存在することを知ることです.次に,この症例が頭部 CT 陰性のクモ膜下出血がないかどうか,問診・身体診察・検査所見から強く疑うことです.そして,最も有効なのは頭部 CT 陰性のクモ膜下出血に特徴的な症候や検査所見を臨床疫学という EBM で探ることです.そうすれば,どんな頭部 CT 陰性のクモ膜下出血をピックアップするために,どのような症候や検査所見に着目すればよいのかが分かるようになるのです.このように疾患を救い上げる診断の網目を無限に細かくすることによって,疾患をピックアップすることが理論的に可能になるはずです.

I　ジェネラリストの診療方法

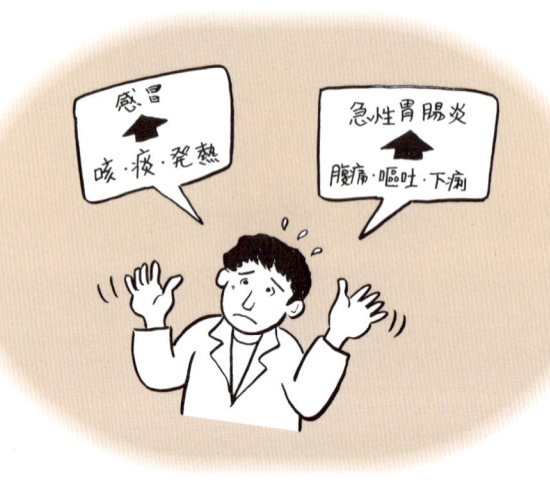

「直感的診断法」を行ってはいけない

いのである．

　また，検査値の異常値でしか診断ができないこの「当たるも八卦，当たらぬも八卦診断法」では，片頭痛や便秘などの機能的な疾患の診断ができない．これらの機能的な疾患は検査値に異常値が出にくいので，「何でもないでしょう」とか「とりあえず命に関わる病気ではありません」などと扱われてしまい，はっきりとした診断名で診断が告げられないことが多いのである．そのうえ，この「当たるも八卦，当たらぬも八卦診断法」では特別な検査を行わないと診断がつかない低髄液圧症候群などの疾患も診断されないことになる．なぜならば，このような特殊な疾患は問診と身体診察から診断を強く疑わなければ，通常の検査でピック・アップできないからである．

2）「直観的診断法」

　研修医は初めこの「当たるも八卦，当たらぬも八卦診断法」で診療を始めるが，そのうち少し経験を積むと疾患にもパ

ターンがあるということがわかってくる．つまり，咳・痰・発熱は「感冒」，腹痛・嘔吐・下痢は「急性胃腸炎」などと直感的に診断し始めるのである．通常はこのような「直感的診断法」でほとんどの患者に対処できるようになり，自分も医師として自信がついてくる．

しかし，さらに経験を積んでいつもどおりに咳・痰・発熱は「感冒」，腹痛・嘔吐・下痢は「急性胃腸炎」などと直感的診断を行っているうちに，咳・痰・発熱で「感冒」と診断した患者が実は「髄膜炎」であったり，腹痛・嘔吐・下痢で「急性胃腸炎」と診断した患者が「糖尿病性ケトアシドーシス」や「子宮外妊娠」であったりするような恐ろしい症例に出合う．直感は必ずしも正しくないのである．このような痛恨の症例を経験して研修医は単に「直感的診断法」を行っていてはいけないことに気づく．

3）「しらみつぶし診断法」

それでは誤診を防ぐあるいは最小限に留めるためにはいったいどうしたらよいのであろうか？　研修医はそのとき初めて診断学の重要性を認識して，改めて症状から考えられる鑑別診断というものを勉強する．そこで診断するうえで見落としやすい疾患があることを知り，それらをリスト・アップして覚えようとするのである．すなわち，「発熱」では「髄膜炎」を，腹痛では「糖尿病性ケトアシドーシス」や「子宮外妊娠」を見逃さないことなどである．そして，実際診療する際に「発熱」の患者のときには少なくとも「髄膜炎」を，「腹痛」の患者のときには「糖尿病性ケトアシドーシス」や「子宮外妊娠」を意識するようになり，同じ間違いを繰り返す可能性が少なくなるのである．つまり，この方法では主訴から考えられる鑑別診断あるいは見逃してはならない疾患のリストを作成して，それぞれの疾患の可能性があるかないかを個々に検討する方法である．これが「しらみつぶし診断法」である．

この「しらみつぶし診断法」はアメリカの内科のレジデン

I ジェネラリストの診療方法

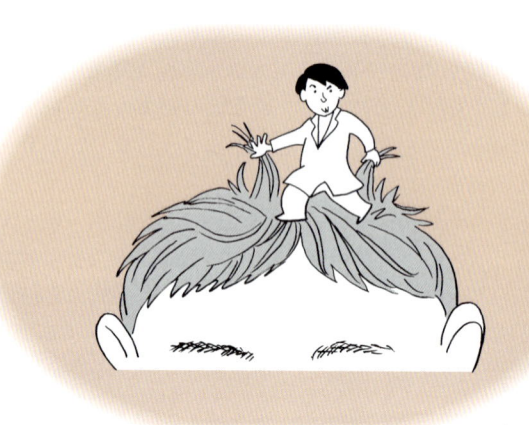

「しらみつぶし診断法」は一部の場合に限るべきである

トのモーニング・レポートなどで用いられる手法である．患者の主訴を聴いてまず考えられる鑑別診断をすべてリスト・アップし，そこで挙げたすべての鑑別診断の可能性を一つ一つ検討するのである．鑑別診断は最もありふれた common diseases からまれに見る奇病までも挙げられる．その中には感染症や中毒までもが含まれるのである．このようにありとあらゆる鑑別診断を挙げつくしてその一つ一つの可能性について検討すれば，当然見逃し診断は少なくなるはずである．しかし，すべての患者についてこんな労力のかかる診断法を行う必要があるであろうか？　このような「しらみつぶし診断法」を行うのは，診断がなかなかつかない不明熱や原因不明の症例などの一部の場合に限るべきであると筆者は考える*．

---

* **研修医の質問** 複雑な症例の病棟マネジメントや症例検討で用いるということでしょうか．
回答 その通り！つまり，疾患（相手）によって診断方法を変えろと言っているのです．

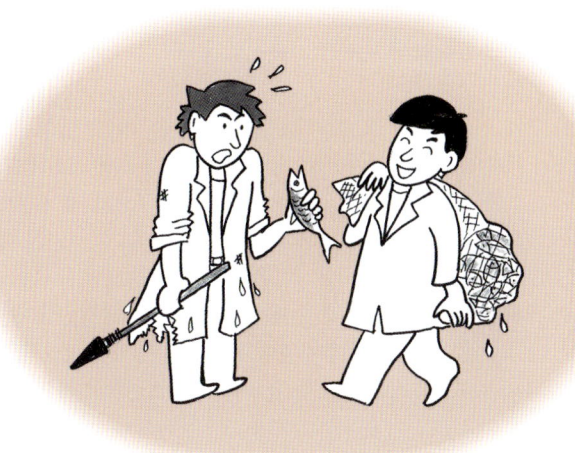

3 問題解決型診療—暫定的診断法（仮説設定過程）

「系統的診断法」では，期待もしなかった獲物（診断）をとらえることもできる

4）「系統的診断法」

　そこで最後に到達するのが，「系統的診断法」である．この「系統的診断法」とは魚の漁に例えてみれば，魚を網でとる方法である．魚を網でなく銛でとろうと思い魚を追いかけ銛で刺そうとする．しかし，魚が逃げ回って銛で刺すことができなければ一匹も魚をとることはできない．しかし，魚の群れをその周囲から袋小路に追い込むようにして網でとれば，魚の群れは一網打尽に捕獲できる．つまり，銛で魚をとるというのは労力が大きいのに対して利益が少ない一方，網で魚を捕獲する方法はある程度の労力がかかるが確実に利益が得られる方法なのである．また，網で魚を捕獲する方法では，大量の魚が一度に捕獲できるだけでなく，魚の他にイカ・タコ・海老や貝などの他の海鮮生物も同時に捕獲することもできるのである．診断も同じである．銛で獲物を追う「直感的診断法」や「しらみつぶし診断法」では，必ずしも獲物がとれる

●45

とは限らない。しかし、一網打尽の「系統的診断法」では、期待もしなかった獲物（診断）をとらえることも可能なのである。

それでは、この「系統的診断法」はどのようにして実際網を張って獲物を追い詰めるのであろうか？「系統的診断法」の網は2つある。すなわち、傷病の「病態」を特定する網と傷病の「局在部位」を特定する網の2つである。ここで、傷病の「病態」を特定する網とは、問診と身体診察から患者の問題の「病態」が何であるかを推測することである。傷病の病態とは、炎症・腫瘍・血管疾患・外傷・中毒などである*。一方、傷病の「局在部位」を特定する網とは、どこの臓器が障害されているかを考えることである。すなわち、障害されているのは、呼吸器系なのか、循環器系なのか、神経系なのか、などである。このことを言い換えると、「病態」を特定するとはどのような生理学的異常があるのかを検索することであり、「局在部位」を特定するとはどこに解剖学的異常があるのかを検索することである。したがって、この2つの網にひっかかれば診断はほぼ確定するはずである。例えば、「心

---

* **研修医の質問** 一般的な鑑別の考え方のVINDICATEやCHOPPED-MINTSを考えろということですか？

回答 その通りです！

VINDICATE Ⅲ＋P：Vascular（血管系）, Infection（感染症）, Neoplasm（良性・悪性新生物）, Degenerative（変性疾患）, Intoxication（薬物・毒物中毒）, Congenital（先天性）, Auto-immune（自己免疫・膠原病）, Trauma（外傷）, Endocrinopathy（内分泌系）, Iatrogenic（医原性）, Idiopathic（特発性）, Inheritance（遺伝性）, Psychogenic（精神・心因性）.

CHOPPED-MINTS：Congenital, Heme, Organ failure, Pregnant, Psych, Environmental, Drugs, Metabolic-endocrine, Infection, Neoplasm, Trauma, Surgery-iatrogenic

3　問題解決型診療―暫定的診断法（仮説設定過程）

臓」の「血管疾患」の診断名は「急性冠症候群」で，「肺」の「感染症による炎症」の診断名は「肺炎」であるなどである[*1]．

以上のように診断方法は図Ⅰ-4のように進化してきている[*2]．

ここで，個体発生が系統発生を真似るように個人の診断法もこのように進化させなければならない．この診断方法の進化過程[*3]を見れば一目瞭然のように，「系統的診断法」は「臨床推論の正攻法」つまり「臨床医学の王道」なのである．この「系統的診断法」ができない医師は，言ってみれば基礎体力のないスポーツ選手，音階演奏ができない音楽家，形を描けない画家のようなものである．

[*1] **研修医の質問** ここに一般的な頻度などはどう織り交ぜていくのでしょうか？この系統的アプローチで例えば胸痛を主訴にきた患者さんに具体的にどうアプローチしていったらよいのですか？
回答 頻度は，臓器と病態を特定したのちに鑑別診断を挙げるときに同時に考慮すればいいです．例えば，胸痛の患者で，「心臓」の「血管疾患」を考えているのならば，その患者が若ければ「冠動脈攣縮」が考えられますが，急性冠症候群のリスクがあれば「急性冠症候群」を考えます．
[*2] **研修医の質問** 最初にあげた診断方法（30ページ）と図Ⅰ-4の診断方法との関係を教えてください．
回答 前に挙げた4つのステップ（問題提起・問題発見，問題設定，問題解決，解答評価）は診療の大きなステップで，ここで説明した診断法は4つのステップの中の問題解決の段階の中の話です．

Ⅰ　ジェネラリストの診療方法

```
当るも八卦当らぬも八卦診断法
        ↓
     直感的診断法
        ↓
    しらみつぶし診断法
        ↓
     系統的診断法
```

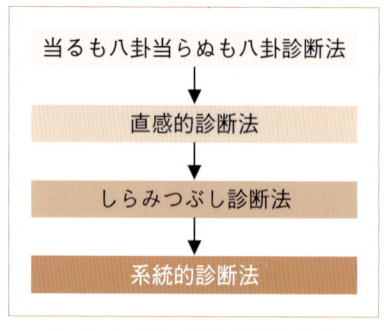

図 Ⅰ-4　診断方法の進化過程

*3 **研修医の質問** 個体発生と系統発生の関係がここで出てくるのですが，うまくつかめません．少し補記いただけないでしょうか？

回答 個体発生とは生物学で個体が生まれてから年齢とともに進化していくことで，系統発生とは進化論で生物が進化に沿って進歩していくことをいいます．具体的には，人間は進化論によるとサルから進化しています．その過程で，サルは四足歩行で歩き言語でコミュニケーションできませんでしたが，ヒトは二足歩行で言語が使えるようになりました．この進化論上での発達過程（系統発生）を，人間個人がたどるということです．つまり，生まれてきた赤ちゃんは最初は四足歩行でハイハイして言語でコミュニケーションできないサルのような状態から，二足歩行ができるようになり言語が使えるヒトに進化するということです．このような現象を，生物学で「個体発生は系統発生をたどる」と言います．診断学の進化でも同様に，診断学の歴史上診断方法が，「当たるも八卦，当たらぬも八卦診断法」「直感的診断法」「しらみつぶし診断法」「系統的診断法」と進化してきた（系統発生）ように，個人の診断法もこの順序で進化（個体発生）しなければならないのです．

3 問題解決型診療—暫定的診断法（仮説設定過程）

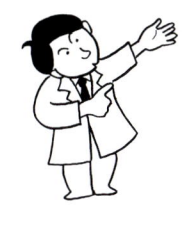

> 臨床推論の方法は，別に，パターン認識 pattern recognition，多分岐法 multiple branching method，徹底的検討法 method of exhaustion，そして，仮説演繹法 hypothesis-deductive method などとも分類されている．

まとめ

　問題解決型診療の第1段階である暫定的診断法（仮説設定過程）の方法には，当たるも八卦，当たらぬも八卦診断法，直感的診断法，しらみつぶし診断法，そして，系統的診断法の4つがあり，この順序に従って診断法を進化させていくべきである．

4 問題解決型診療
—確定診断法（仮説検証過程）

第3章の問題解決型診療—暫定的診断法（仮説設定過程）による診断は必ずしも確定診断になるとは限らない．「心臓」の「血管疾患」の診断には「急性冠症候群」があるが，これ以外にも「異型狭心症」などの疾患も考えられる．また，「急性冠症候群」にはさらに「不安定狭心症」と「急性心筋梗塞」がある．「肺」の「感染症による炎症」の診断名は「肺炎」であるが，「肺炎」には「定型肺炎」と「非定型肺炎」がある．

第3章の問題解決型診療—暫定的診断法（仮説設定過程）では診断が絞り込まれただけでまだ確定していない．次に診断を確定する作業，すなわち，仮説検証をする必要がある．

それでは，いったいどのように診断を確定，すなわち仮説を検証すればよいのであろうか？

> 問題解決型診療—確定診断法（仮説検証過程）の2つのステップ
>
> 1）情報収集（証拠集め）
> 2）検証

ジェネラリストを目指す医師が困っていること

1 仮説検証過程の2つのステップとは?

2 情報収集(証拠集め)はどうするのですか?

3 検証はどうするのですか?

4 フィールドワークの重要性を教えてください.

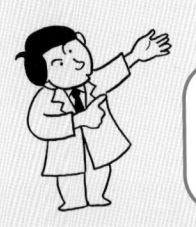

> 医師にはみな各人のスタイルがあり,そこにそれぞれの医師の人間味があるのである.

Ⅰ ジェネラリストの診療方法

　この問題解決型診療―確定診断法（仮説検証過程）には，以下の2つのステップが存在する．
問題解決型診療―確定診断法（仮説検証過程）の2つのステップ：

> 1）情報収集（証拠集め）
> 2）検証

　この過程は，警察や検察官の犯罪捜査の方法を考えるとわかりやすい．以下にこの2つのステップを犯罪捜査に例えて解説する．

1）情報収集（証拠集め）

　ここで殺人事件の捜査方法を考える．殺人事件が発覚すると，警察は捜査本部を立ち上げて現場検証を行う．すなわち，現場では鑑識が現場の写真や指紋・髪の毛や血痕などの証拠を収集する．その他警察は殺人が行われたと思われる時間に不審な人間を目撃した人がいないかどうか周囲に聞き込み調査をする．また，その被害者に恨みを持っていた人などの被害者を殺害する可能性のある人も同時に捜査する．このように証拠を集めて警察は容疑者を絞っていくのである．これらの証拠はそれぞれ，物証（指紋・髪の毛や血痕など），人証（目撃者の証言など）および状況証拠（容疑者が被害者に恨みを持っていたなど）という．

　臨床医学で容疑者つまり疾患を絞るのにも同様に証拠が必要である．その臨床医学での証拠を上記の物証・人証・状況証拠に例えると以下のようになる．
臨床医学での証拠：

> 物証＝身体所見，検査所見，画像所見など
> 人証＝現病歴など
> 状況証拠＝危険因子，家族歴，生活歴など

　したがって，犯罪者検挙，つまり，傷病の確定診断のため

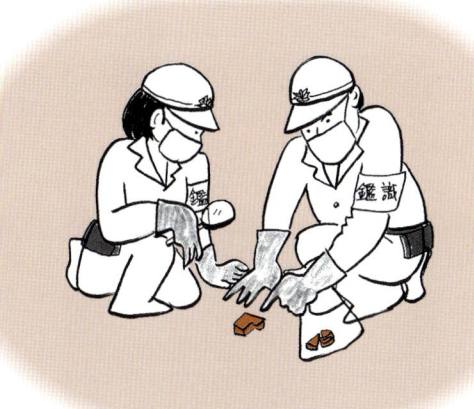

4 問題解決型診療—確定診断法（仮説検証過程）

情報の収集は鑑識による証拠物件の収集に似ている

に絶対に必要な証拠を集めることを怠ってはならないのである．例えば，敗血症の患者に血液培養をとらずに広域に抗菌薬を投与すると感染症内科医が激怒するのは，確定診断のための決定的な物証を消滅させてしまったことになるからである．これは，ちょうど盗難の被害にあった家をきれいに整理整頓・掃除してから警察を呼ぶようなものである．このようなことをして警察を呼んで犯人を逮捕してくださいと言っても，警察は一番大切な物証がなくなってしまっているので困惑してしまうのである．

この証拠集めにも傷病の「病態」を特定する網と傷病の「局在部位」を特定する網の2つを用いる．すなわち，傷病の「病態」を特定する網とは血液検査や心電図などの生理学的検査であり，傷病の「局在部位」を特定する網とは画像検査などの解剖学的検査である．

2）検証

このようにして確定診断に必要な物証・人証・状況証拠を収集すれば，それで自然に確定診断ができるかというとそう

I ジェネラリストの診療方法

でもない．それから，容疑者が真犯人なのかを検証する必要があるのである．このことは言い換えると，容疑者が無実の罪を着せられているのではなく，客観的に見ても真犯人であるということを証明するということである．この検証過程で用いるのが「論理」である*．

ここで「論理」とは実際には「容疑者が真犯人であるならば，収集した物証・人証・状況証拠の説明がつく」こと，および，「収集した物証・人証・状況証拠があれば，容疑者は真犯人である」ということを示すことである．つまり，「容疑者が真犯人であること」と「物証・人証・状況証拠」は同値すなわち必要十分条件でなければならないのである．この関係が少しでも疑わしければ，「疑わしきは罰せず」という刑法の原則に従って容疑者は無罪となり，それまでの警察と検察の努力はむだになる．

刑法によると証拠は物証＞人証＞状況証拠の順で強く，実際にはこれらの3つの証拠を組み合わせて必要十分な証拠とする．だから，警察は裁判で証拠不十分とされる可能性がある場合には，改めて現場検証をして新たな物証を捜したり，新しい証言者を探したりするのである．

したがって，確定診断の検証過程でも確定診断のために必要十分な証拠を示さなければならない．診断が仮に直感的に明らかでも，その診断を裏付ける証拠と論理が必要なのである．証拠が必要十分であれば，余分な検査は不必要である．例えば，問診と身体診察から診断がほぼ「感冒」と確定できれば，その他血液検査や画像検査は不要である．しかし，診断でインフルエンザを考えればインフルエンザ簡易検査が必

---

* **研修医の質問** これが前にでてきた明証ということですか？
回答「明証」というよりは，デカルトの第一の規則（明証性の規則）に従えということです．明証であると考えている診断も自分が誤診しているかもしれないので，徹底的に疑ってみて客観的な証拠を探し立証しろということです．

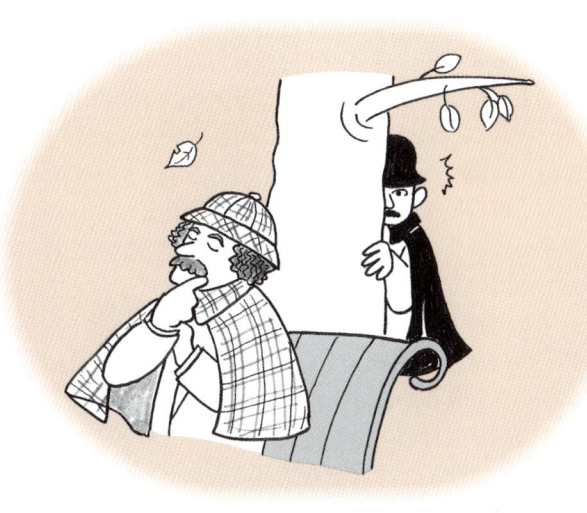

4 問題解決型診療―確定診断法（仮説検証過程）

シャーロック・ホームズは考えてから動き，アルセーヌ・ルパンは動きながら考える

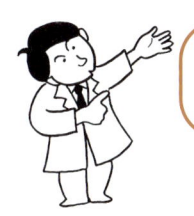

確定診断では，証拠（各種検査）の必要十分性を考える．

要となり，もしも髄膜炎の合併を強く疑えば腰椎穿刺の検査が必要となるのである．

3）裏づけ捜査―フィールドワーク

　上記の問題解決型診療―確定診断法（仮説検証過程）の情報収集（証拠集め）と検証という2つのステップは必要十分性のために同時に行うものである．したがって，犯罪の捜査官が現場と捜査本部を何回も往復するように，医師にはベッ

I　ジェネラリストの診療方法

ド・サイドというフィールドワークが絶対に必要なのである．

　子供の頃男子の間で探偵小説を読むのがはやっていた．その中で子供たちの好きな探偵小説はシャーロック・ホームズとアルセーヌ・ルパンに二分されていた．シャーロック・ホームズは椅子に坐ってずっと推理をめぐらして，すべてを推測してから，現場に乗り出し自分の推理を検証していった．一方，アルセーヌ・ルパンはいつも冒険しながら推理をめぐらし謎を解いていった．シャーロック・ホームズは考えてから動き，アルセーヌ・ルパンは動きながら考えていた．シャーロック・ホームズは内科医的で，アルセーヌ・ルパンは外科医的なのかもしれない．

　両者の行動様式はどちらが正しいとかどちらが勝っているというものではなく，それぞれ独自のスタイルがあるということである．それぞれの探偵が独自のスタイルで問題を解決することに読者は探偵小説の面白みを見出すのである．医師の診療も同じである．医師にはみな各人のスタイルがあり，そこにそれぞれの医師の人間味があるのである．

4 問題解決型診療—確定診断法（仮説検証過程）

まとめ

　問題解決型診療の第2段階である確定診断法（仮説検証過程）では，犯罪捜査のように確定診断のための証拠を収集し，確定診断のための証拠の必要十分性を立証しなければならない．

5 問題解決型診療
―治療法，評価およびマネジメント

確定診断に至ったら，次に傷病を治療しなければならない．

治療方法の選択には患者の重症度や社会的状況

などを考慮して決断しなければならない．

また，通常の診療では確定診断の後に治療を開始するが，

緊急時には確定診断が不明のままとりあえず

蘇生法で対処しなければならない．

確定診断することばかりに固執して，

検査している間に患者が死亡してしまったら元も子もない．

確定診断には到達したが，患者が死亡してしまったのでは，

問題分析を行ったことにはなるが，

最終的に問題を解決したことにはならないのである．

問題解決型診療のスペクトラム

- 主訴―問診―身体診察―検査―診断―治療―治療評価―マネジメント
- 問題提起・問題発見―問題設定―問題解決―解答評価―マネジメント

ジェネラリストを目指す医師が困っていること

1 問題解決型診療のスペクトラムを教えてください.

2 治療効果が得られない原因はなんですか？

3 帰宅あるいは入院を決定するための指針を教えてください.

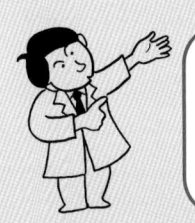

> 「症状が増悪したら私にお電話ください. そのとき私がお電話で病状をお聞きして, 病院に来るべきかどうかご指示差し上げます」と言えばいいではないか！

Ⅰ ジェネラリストの診療方法

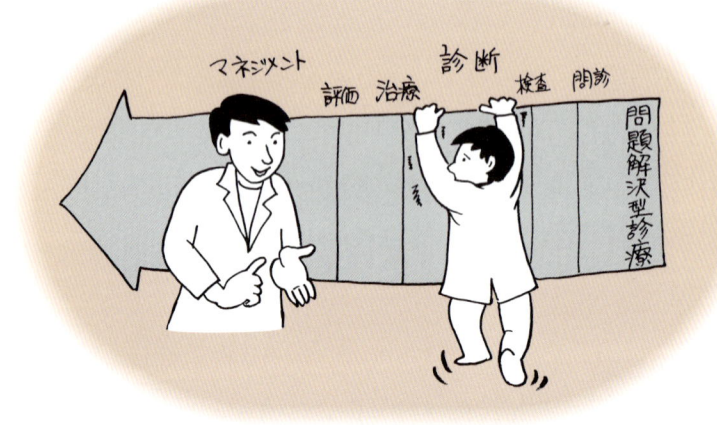

「診断」で止まってしまうジェネラリストと「治療・マネジメント」までするジェネラリスト

1）治療法

 ジェネラリストには患者の状況に応じて臨機応変に対応する柔軟な診療を行う能力も必要なのである．このためには，ジェネラリストは各疾患の治療法を知っていることはもちろん，各薬物などの使用方法やいろいろな専門科の治療方法に精通していなければならないし，蘇生法などの実技もできなければならないのである．

 ここでまた注意しなければならないのは，前述したように確定診断し治療すればそれで診療が終わりというわけではなく，その後必ず治療効果を判定しなければならないということである．なぜならば，治療効果が思わしくない場合には治療法を変更するか，あるいは，確定診断自体を見直さなければならないからである．その意味で，治療も診断の一過程なのである．

 したがって，問題解決型診療という目的を遂行するためには，主訴—問診—身体診察—検査—診断—治療—治療評価—

5 問題解決型診療—治療法,評価およびマネジメント

マネジメント,すなわち,問題提起・問題発見—問題設定—問題解決—解答評価—マネジメントが一連のスペクトラムとして連続して遂行されなければならないのである.

2）治療評価

期待した治療効果が得られなかった場合には原因は大きく2つ考えられる.

第1は,治療法が適切でなかった場合である.治療法が適切でないと思われる場合には,薬物の投与方法(点滴か経口かなど),量(十分な量か？),適切な薬物であったかなどを再検討する必要がある.この場合には,適切な投与方法で適切な投与量の薬物を再投与する,あるいは,追加投与することを考える.

第2は,診断自体が間違っていた場合である.治療効果がほとんどない場合や過去に他院で治療を受けたがほとんど改善していない場合には,この可能性を強く疑う.あたりまえだが,診断が違っていたらどんな治療を試みても改善は期待できないはずである.

3）マネジメント

診断あるいは診断した疾患を治療した後には患者のマネジメントを考える.軽症患者は帰宅させ,重症患者は入院が必要である.総合診療でマネジメントが難しいのは,これらの軽症と重症の中間のグレー・ゾーンの患者である.このグレー・ゾーンの患者は帰宅か入院か迷うことが多い.入院の基準は施設によっても専門医個人によっても異なる.だから一概にこういう場合には帰宅で,こういう場合には入院とは言えないのである.したがって,ここでは帰宅あるいは入院を決定するためのいくつかの指針を記す.

①より安全な選択をする

マネジメントを迷ったときには,できるだけより安全で,かつ,後から取り返しのつく選択肢を選ぶべきである.

I ジェネラリストの診療方法

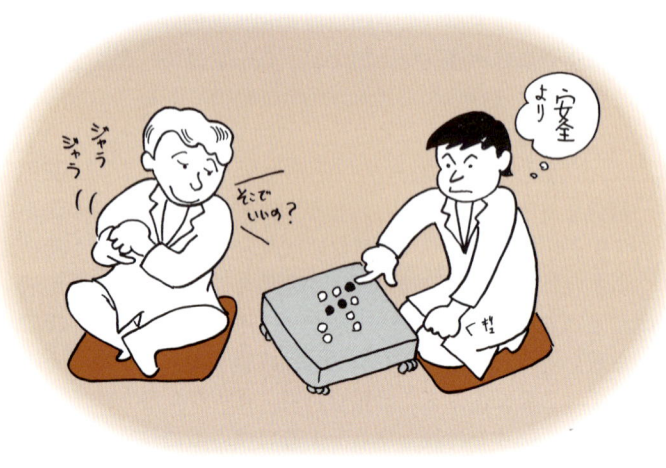

より安全な方向に間違えよ

　具体的には，帰宅か入院か迷ったら入院させる．その理由は患者を帰宅させてもしもその患者が心肺停止になったら院外では必ずしも蘇生されるとは限らないが，もしもその患者を入院させていれば院内で心肺停止になればいち早く発見されて蘇生される可能性が高いからである．つまり，入院させておけば心肺停止の心配不要なのである．

　循環器疾患か呼吸器疾患が迷った場合には，必ず循環器を先にコンサルテーションする．その理由は，循環器疾患では心室細動などにより瞬時に心肺停止になる可能性があるが，呼吸器疾患による呼吸不全は通常少なくとも数分あるいは数時間かかって増悪するからである．言い換えると，呼吸器疾患に循環器疾患を疑っても取り返しがつくが，逆に循環器疾患に呼吸器疾患を疑うと取り返しがつかないことがあるからである．

　このようなマネジメントの仕方を，英語では"Err on the safer side."（より安全なほうに間違えろ）と言う．これを平たい日本語にすると，「マネジメントはどうせ間違えるのな

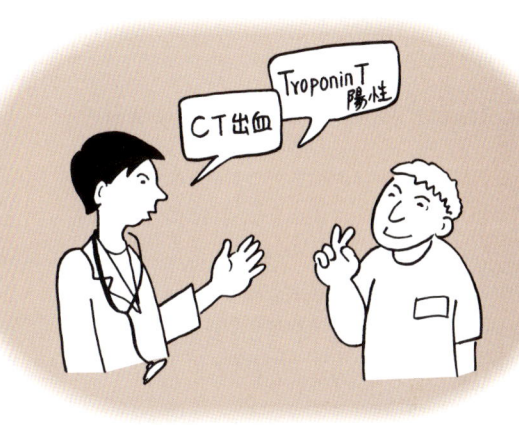

入院科の決定には，物証が大きな役割を果たす

らばより安全なほうに間違えよ」という教えである．
②入院科の決定

それでは安全に患者を入院させようとしたら，いったいどの科に入院させればよいのであろうか？　専門医は実際確定診断がついていないと入院を引き受けないことが多い．そのため，患者の安全を考えて，診断がついていない患者を経過観察も含めて，総合診療科あるいは救急部が入院患者として受け入れる体制があるのが理想的である．そのような体制があれば，外来患者の誤診やミスマネジメントをより削減することが可能になるはずである．

もしもそのような診断がついていない患者を受け入れる体制がない施設では，専門医に入院をお願いするしかないであろう．その場合問題になるのはどの科に入院させるかということである．ここで入院科の決定に大きな役割を果たすのが物証である．Troponin T が陽性である，頭部 CT で出血があるなどの動かぬ物証があるとスムーズに入院科が決定する．したがって，コンサルテーションの前にはあらかじめ必要な検査結果を揃えておく必要がある．

Ⅰ　ジェネラリストの診療方法

③帰宅

　患者を帰宅させる，あるいは，患者が帰宅を希望する場合には，2つの方法がある．

　第1は，帰宅させ症状が増悪した場合に再診させる場合である．このとき大切なのは，そのような症状が起こる，あるいは，増悪する可能性があるのか具体的に説明することである．よく「何かあったらまた来てください」という説明をする医師がいるが，それは患者側からは何も説明を受けたことにはならない．「何か」とは一体「何」なのかを全く説明していないからである．こういう説明をする医師は責任回避しているととられてもしようがないはずである．説明は具体的にすべきである．「頭痛・嘔気・嘔吐が増悪した場合」とか，「38℃以上の発熱が3日以上続く場合」などとすべきである．

　実際に症状が増悪した場合には，必ず再診しなければならないのかとりあえず電話連絡すべきなのかも明らかにすべきである．よく「症状が悪くなったらすぐ病院に来てください.」と説明する医師がいる．確かにこういう説明をしておけば患者は症状が増悪すればすぐ病院に来るので安心である．しかし，実際には電話で確認すれば済む病状であることもある．それならば，「症状が増悪したらお電話ください」でよいはずである．そして，もしも患者に電話させるならば，誰につないでもらうかも指示すべきである．患者がせっかく電話をかけても誰につないでよいのかわからず電話をたらい回しにされて怒る患者がいる．それなら，いったい患者は誰に電話をかければよいのであろうか？　患者が電話で話すべき相手は，その患者を診療してその患者の病態を一番知っている医師である．つまり，それは「私」である．それならば患者に説明するとき何も「症状が増悪したらお電話ください」と言うのではなく，「症状が増悪したら私にお電話ください．そのとき私がお電話で病状をお聞きして，病院に来るべきかどうかご指示差し上げます」と言えばいいではないか！

　患者の中には遠くから通院している患者もいる．寝たきり

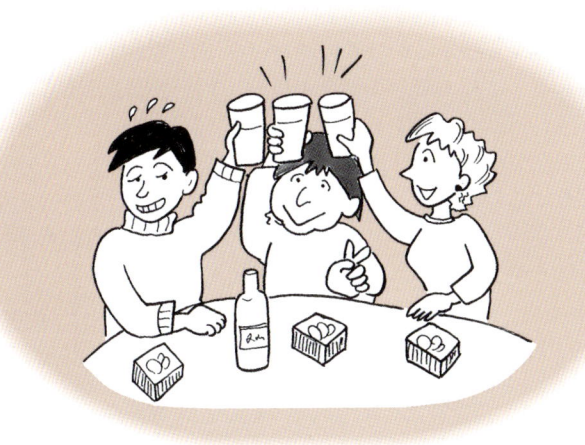

5　問題解決型診療—治療法，評価およびマネジメント

「何かある」と宴会に来る，招かれざる医師もいる

で救急車でしか来院できず，帰宅時は寝台車を呼ばないと帰宅できない患者もいる．医師の気配り一つで患者も医師も余計な苦労をしなくて済むようになるのである．

「何かあったらすぐ病院に来てください」という指示をする医師に限って，その患者が実際何かあって病院にくるとその患者を診察しない．たいていそんな患者を診察するのは救急医である．「何かあったらすぐ病院に来てください」という医師は，責任を逃れて雲隠れする医師である．そういう医師に限って病院で何かあると来る．呼びもしない飲み会に招かれざる客として，しゃしゃり出てきたりするのはなぜなのだろうか？

また，再診させる場合には何科を受診するのかはっきりさせておくべきである．この場合でもできるだけ自分で患者を診察して，必要があったら専門医を呼ぶという形をとったほうが無難である．症状が増悪して病態が思わしくない患者をいきなり専門科外来に送るというのは，いくらその患者の疾患がその専門医の領域でも避けたほうがよい方法である．また，導火線に火のついた爆弾はできるだけ導火線の火を消し

てから他人に送るべきである．

　患者を帰宅させる第2の方法は，帰宅後フォロー・アップをいれる方法である．このフォロー・アップをさせる方法には，後日自分で診療する方法と後日専門医外来を受診させる方法の2つがある．診断が確定しない患者については，自分で診療するのが無難である．一方，診断が確定した慢性疾患はその後のフォロー・アップがあるので正式に専門医外来に送るほうがよい．

5 問題解決型診療—治療法,評価およびマネジメント

まとめ

問題解決型診療では,治療法,治療評価,そして,マネジメントのすべてが完全にできて,初めて問題が解決する.

6　Evidence-based Medicine（EBM）

「問題解決型診療」では，「論理」という思考方法によってより正確で適切な診療が可能となることがわかった．しかし，診療の質をもっと向上させる方法は他にないであろうか？　そこで考え出されたのが，Evidence-based Medicine（EBM）である．

一医師の診療は「論理」という思考形式によって正確性は増すが，その診療は一個人の経験の範囲内でしか向上しない．それでは，一医師が自分自身の経験を超えてその診療を向上させるにはどうすればよいのであろうか？　その方法を「確率・統計」に求めたのが，EBM なのである．

EBM の基本的原理

1）ベイズの定理
2）マルコフ過程

ジェネラリストを目指す医師が困っていること

1　EBMの基本的原理であるベイズの定理を教えてください

2　マルコフ過程とはなんですか？

3　実際にはどのようにして確率・統計を診療に応用するのですか？

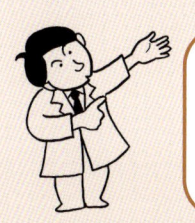

> ジェネラリストに限らずにすべての医師は自分の診療の質を向上させるために，EBMを自分の診療に取り入れなければならない．

I ジェネラリストの診療方法

EBMは, もともと1960年代に始った臨床疫学から発生して, 1991年 David L. Sackett らによって提唱された新しい医学の潮流である. 臨床疫学とは, どのようにすれば診断や治療の正確度を向上させるかを統計的に解析する医学判断学についての学問である. 実際にはどのようにして確率・統計を診療に応用するのであろうか? ここでは, EBMの基本的原理であるベイズの定理とマルコフ過程を紹介する.

1) ベイズの定理 (Bayes' theorem)[1),2)]

数学の確率論は, 通常未来の出来事を予測するためのものである. これに対して, 既に起こってしまっていることを推定する確率論があり, この確率論は18世紀の英国の数学者トーマス・ベイズによって提唱された. しかし, この現在では「ベイズ推定」と呼ばれる確率論は, 主観的であいまいであるため正統的で客観的な確率論から異端視されていた. ところが, この亜流の確率論は現在経済の予測, 品質管理, 気象現象の予測, そして, 医療における意思決定に応用できることが判明して以来, 米国などで「ベイズ学派」と呼ばれる一大潮流を形成している.

この「ベイズ推定」の根本原理に下記のようなベイズの定理 (Bayes' theorem) と呼ばれる公式が存在する. このベイズの定理は, 簡単に言うと「ある結果からその結果を引き起こす原因がそれぞれどのくらいの確率なのかを計算できる」ということを示している.

ベイズの定理 (Bayes' theorem)

> ある結果 E が n 個の互いに排反ですべての場合をつくす原因, $A_1, A_2, \cdots, A_n$ によっているとき, そのうち1つの A_i によって結果 E が起こる確率 $P(A_i|E)$ は,
>
> $$P(A_i|E) = \frac{P(A_i)P(E|A_i)}{P(A_1)P(E|A_1) + P(A_2)P(E|A_2) + \cdots + P(A_n)P(E|A_n)}$$

$$= \frac{P(Ai)P(E|Ai)}{\sum_{j=1}^{n} P(Aj)P(E|Aj)}$$

で表される.

P (Ai|E) とは結果 E が起こったもとでの原因 Ai の条件付確率 (conditional probability) である. ここで, この原理を臨床医学における検査・診断に利用しようとして, 結果 E を検査 T の結果とし, 原因を傷病 D と傷病がない $\bar{D}$ の2つのみとすると, 上式は以下のようになる.

$$P(D|T) = \frac{P(D)P(T|D)}{P(D)P(T|D) + P(\bar{D})P(T|\bar{D})}$$

このとき,
P (D|T) = 検査後確率
P (D) = 検査前確率 = 有病率
P (T|D) = 感度
P ($\bar{D}$) = 1 - 検査前確率
P (T|$\bar{D}$) = 1 - 特異度
の関係があるので,

$$検査後確率 = \frac{検査前確率 \times 感度}{検査前確率 \times 感度 + (1 - 検査前確率) \times (1 - 特異度)}$$

となるのである.

このことは言い換えると, ある患者がある検査を受ける前にある傷病である確率 (=検査前確率), および, その検査の感度と特異度がわかれば, 自動的にその検査の結果が陽性か陰性かの結果によって, その患者が検査を受けた後のある傷病である確率 (=検査後確率) が計算できるということである. これについての数学的な詳細については, 拙著『問題解決型救急初期検査』(医学書院, 2008 年, 出版予定) の「第 1

I ジェネラリストの診療方法

部イントロダクション―検査の原則」の章を参照してほしい．

2）マルコフ過程[3]

次に EBM のもう一つの基本的原理であるマルコフ過程を紹介する．

一般にある確率変数が時間とともに変化するときその確率事象を確率過程（stochastic process）または時系列（time series）という．そして，ある時刻の確率変数が前の時刻の確率変数のみに依存している場合，これをマルコフ過程（Markov process）という．

たとえば，ある検査の結果が陽性か陰性かしかないとする．前の検査の結果が陽性で次の検査が陽性である確率を a，前の検査の結果が陽性で次の検査が陰性である確率を b（$a+b=1$），同様に前の検査の結果が陰性で次の検査が陽性である確率を c，前の検査の結果が陰性で次の検査が陰性である確率を d（$c+d=1$）とする．すると，第 n 回目の検査で陽性である確率 P_n と陰性である確率 Q_n は，図 I-5 のように樹形図から 2×2 の行列として表される．

この 2×2 の行列を推移する確率過程を表す行列であるので，推移行列（transition matrix）という．この式から初期条件つまり第 0 回目の検査結果，つまり，検査前確率がわかれば，行列の n 乗を計算することによって第 n 回目の検査の後の確率すなわち検査後確率が計算できるのである．実際にはこのような行列の n 乗の値はコンピュータ・プログラムによる数値解析によって容易に算出可能である．

以上のように，ベイズの定理とマルコフ過程を組み合わせることによって，正診率を無限に 100％に近づけることが可能となるはずである．また，同様のことを治療効果について用いれば治療効果を無限に 100％に近づけられるはずである．

そのため診断・治療や予後などについての膨大な臨床データを蓄積して，実際の診療での医師の意思決定に役立てよう

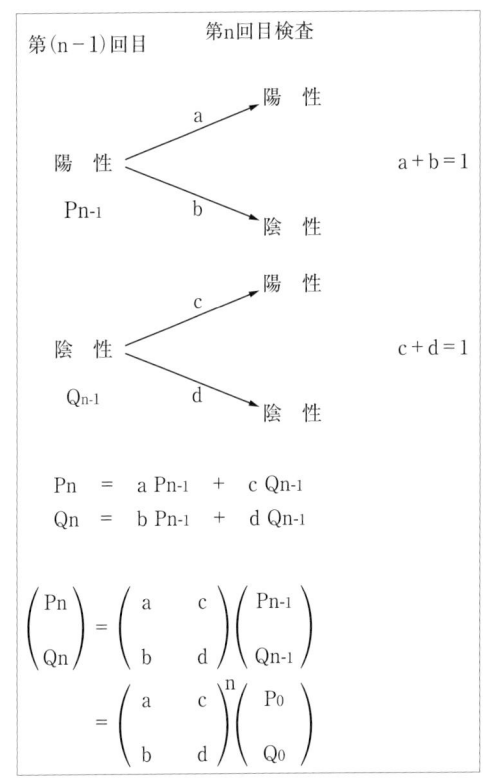

6 Evidence-based Medicine (EBM)

```
第(n-1)回目              第n回目検査

                      a      陽 性
           陽 性
                                         a + b = 1
           Pn-1       b      陰 性


                      c      陽 性
           陰 性
                                         c + d = 1
           Qn-1       d      陰 性
```

$$P_n = a P_{n-1} + c Q_{n-1}$$
$$Q_n = b P_{n-1} + d Q_{n-1}$$

$$\begin{pmatrix} P_n \\ Q_n \end{pmatrix} = \begin{pmatrix} a & c \\ b & d \end{pmatrix} \begin{pmatrix} P_{n-1} \\ Q_{n-1} \end{pmatrix}$$

$$= \begin{pmatrix} a & c \\ b & d \end{pmatrix}^n \begin{pmatrix} P_0 \\ Q_0 \end{pmatrix}$$

図 I-5 検査におけるマルコフ過程

というのが EBM の発想である．この EBM によって，医師は少なくともそれ以前に行っていた個人的な経験を基にする医療よりもより正確で確実な医療を実践することが可能となったのである．したがって，ジェネラリストに限らずにすべての医師は自分の診療の質を向上させるために，この EBM も自分の診療に取り入れなければならないのである．

I ジェネラリストの診療方法

まとめ

診療の正確度を増加させるために、ジェネラリストはEBMを診療に取り入れるべきである。このEBMはベイズの定理とマルコフ過程という確率・統計論を医療に応用した臨床疫学を基礎とするものである*。

***研修医の質問** 検査前確率を上げる手段はどうしたらいいですか？ベイズ・マルコフ過程と尤度比との関係はどうなのですか？

回答 検査前確率を上げるためには、有効な検査を行って検査後確率を上げることです。そして、この検査後確率を改めて検査前確率とすることによって、さらに有効な検査を行うとその後に検査後確率はさらに上昇するのです。ベイズの定理は、この検査前確率と検査後確率の1段階を結びつける定理です。一方、マルコフ過程は、このベイズの定理をいくつか連結させた場合の確率です。ですから、マルコフ過程のそれぞれの過程の確率が尤度比にあたります。

6　Evidence-based Medicine（EBM）

参考文献

1) 日本経済新聞．今どきの数学⊕，異端確率論，ネットで脚光，2006年12月3日
2) 薩摩順吉．ベイズの定理，理工系の数学入門コース7，確率・統計，岩波書店，p 29-31，1989．
3) 薩摩順吉．確率過程，理工系の数学入門コース7，確率・統計，岩波書店，1989．p 175-192

7 総合的診療—鳥の眼[1)]

「問題解決型診療」は「論理」および「確率・統計」（EBM）によってその質を向上させることができることがわかった．
次にジェネラリストに必要な診療として「総合的診療」について述べたい．「問題解決型診療」は，何もジェネラリストに限らずに，医師のすべてが身につけるべき診療である．
それに対して，「総合的診療」こそがジェネラリストならではの診療と言える．

> 総合的診療とは，絵画にたとえれば「鳥の眼」であり，ピカソのような「多面的視野」である

ジェネラリストを目指す医師が困っていること

1 「総合的診療能力」とはいったいどのようなものですか？

2 われわれはいったいどうやってこのような「総合的視野」を手に入れることができるのですか？

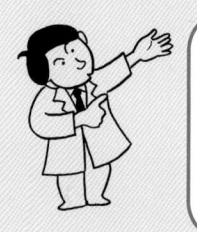

> 浮世絵師のような「鳥の眼」こそが「総合的視点」なのである．「鳥の眼」とはこのように何の先入観もなく空を飛ぶ鳥が地上を見下ろすように，多角的に物事を理解する能力である．

I ジェネラリストの診療方法

1）「総合的診療能力」とは

「総合的診療」とは内科とか外科とかある1つの専門科だけの診療をするのではなく，患者の主訴という問題を解決できるように，内科・外科・救急科・産婦人科・小児科そして各マイナー科の知識を踏まえて診療を行うことであると述べた．そして，「総合的診療」を行うためには，何もこれらすべての科の専門医の資格を取らなければできないというものではなく，「総合的視点」あるいは「総合的診療能力」があればよいと述べた．それではその「総合的視野」あるいは「総合的診療能力」とはいったいどのようなものなのであろうか？

ここで図I-6の絵を見てほしい．この絵を見て読者は何かおかしな点に気づくであろうか？　この絵は1857（安政4）年の歌川廣重の『各所江戸百景　深川洲崎十万坪』という浮

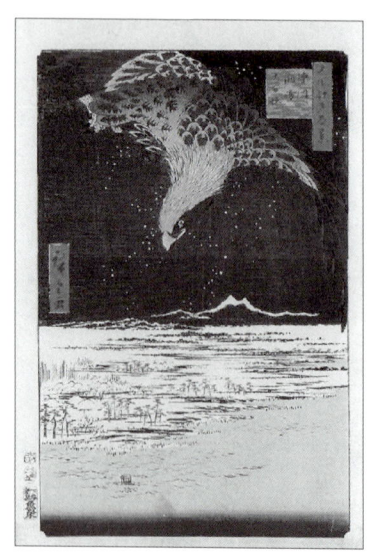

図I-6　歌川廣重『各所江戸百景　深川洲崎十万坪』1857（安政4）年

世絵である．海と関東平野，そして，その向こうに富士山，そして，その上の空には星が輝いている．何の変哲もないある日の江戸の一風景である．そう思えばこの絵はそれまでである．

しかし，この画家は一体どうやってこの風景を見たのであろうか？　1857（安政4）年には，気球も飛行機もヘリコプターもなかったはずである．こんな風景をこの画家は実際に自分の眼で見ながら描くことは不可能であったはずである．この絵では，歌川廣重は自分自身を空飛ぶ大鷲に見立てて自分をこの絵の上部に描いているのである．この絵を見たものは空を飛ぶ大鷲と同じ視線を持ち，空中から江戸の風景を見下ろしているような錯覚に陥る．つまり，この絵を見たものは，その錯覚から他の絵では感じることができない宇宙観のようなものを感じるのである．

同様に図Ⅰ-7の浮世絵を見てほしい．これは1831〜34（天保2〜5）年の葛飾北斎の『富嶽三十六景　神奈川沖　浪裏』という浮世絵である．この絵はいったいどうやって描いたのであろうか？　この絵はなんとサーファーが陸地を見たような光景ではないか！

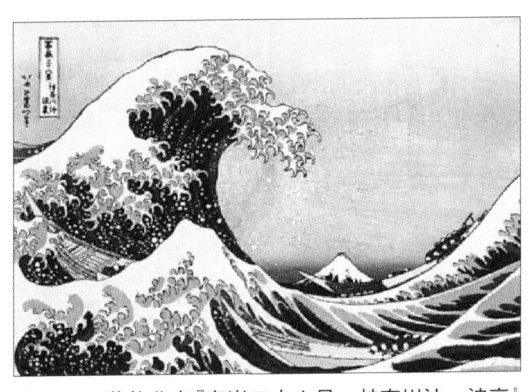

図Ⅰ-7　葛飾北斎『富嶽三十六景　神奈川沖　浪裏』
　　　　1831〜34（天保2〜5）年

Ⅰ　ジェネラリストの診療方法

　これらの2枚の浮世絵からもわかるように，彼ら浮世絵師は「鳥の眼」を持つ画家で，自由自在にあらゆる方向から自然を描写することが可能であったのである．このような浮世絵の画期的な構図が後に近代西洋美術に多大な影響を与えたことはよく理解できる．

　この浮世絵師のような「鳥の眼」こそが「総合的視点」なのである．「鳥の眼」とはこのように何の先入観もなく空を飛ぶ鳥が地上を見下ろすように多角的に物事を理解する能力である．専門医は自分の専門という一つの側面からしか物事を見ることができずに，自分の見た側面だけで全体を理解していると誤解しがちである．しかし，富士山が見る方向によってその趣を変えるように，あらゆる方向から富士山を見なければ富士山という一つの山を理解できないのに似ている．

　つまり，ものごとはただ一つの視点からだけでは理解できないのである．したがって，ものごとをより深く理解するためには，ものごとを多面的に理解しなければならない．この多面的視野を絵画の世界で表現したのが，西洋絵画でピカソなどの「立体派Cubism」と呼ばれる学派である．図Ⅰ-8のピカソの「鏡の前の若い女」という絵を見てもらいたい．ここには一人の人間のいくつかの方向から見た顔が同時に描かれている．ピカソの絵はその絵の怪奇的な印象からよく「子供の画いたような絵」と評される．しかし，ピカソが絵画で表現しようとしたものは，何もおもしろがって怪奇的な顔を描いたのではなく，一人の人間の顔を多角的に同時に1枚のキャンバスに表現することによって，その人間の喜怒哀楽などの複雑な深層心理を表現しようとしたのである．

　総合診療は絵画の世界で言えば，この「立体派Cubism」である．絵画という平面の世界に多面的で立体的な人間を表現しようとした「立体派Cubism」が，伝統的な遠近法によるルネッサンス絵画やキャンバスに光を表現しようとした印象派などの正統的絵画から異端視されるように，総合診療も伝統

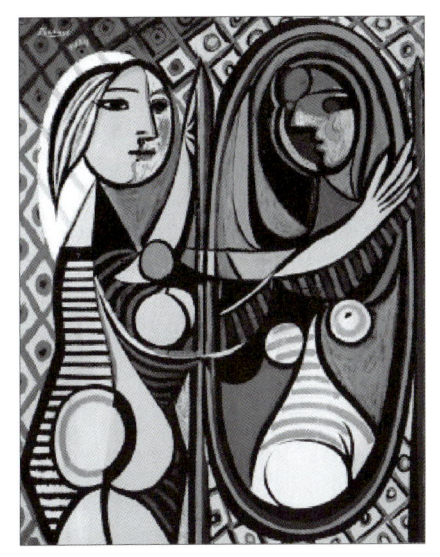

図 I-8 Pablo Picasso『鏡の前の若い女』, 1932 年

的な医療から異端視されているのかも知れない.

2)「総合的視野」の養成

　それでは，われわれはいったいどうやってこのような「総合的視野」を手に入れることができるのであろうか？　そのためには，富士山を鳥瞰するイメージを頭の中に描くことに例えれば，富士山の回りのいろいろなところを旅して富士山を見て，そのところどころの富士山の姿から3次元的な富士山のイメージを自分の頭の中に形作るようにすることである.

　これをジェネラリストの医師に例えれば，やはり研修中にいろいろな科をローテーションして，この科でそれぞれの「専門医の眼」を盗んで，最終的に「鳥の眼」を養うということである．したがって,「鳥の眼」を持つジェネラリストは各科

I　ジェネラリストの診療方法

ローテーションという旅がなければ養成されることはないであろう．このことは言い換えると，「総合的診療」ができるジェネラリストをどのようにして養成するかというジェネラリスト教育の問題にもつながってくるのである*．

参考文献
1) 企画（財）エム・オー・エー美術・文化財団，美術のみかた　DVD　全10巻，日経映像

---

* **研修医の質問**　医療の戦略も改革しなければならないと言われますが，トータル・サッカーを例にジェネラリストの考え方を教えてください．
　回答　トータル・サッカーというのはチーム全員で攻撃と守備を行うサッカーの戦術である．古典的なサッカーの戦術では，フォワードは攻撃だけ，ミッドフィールダーはつなぎ，ディフェンダーは守備だけするというものであった．このような既成概念を打ち破ってつくられたのが，トータル・サッカーという戦略である．このトータル・サッカーという戦略では，攻撃するときにはキーパー以外のチーム全員で攻撃し，守備をするときにもチーム全員で守備をするというものである．すなわち，ディフェンダーであるサイドバックも攻撃のときには敵陣奥深くまで走りこみセンタリングを揚げる．このサイドバックが前線まで上がっているときには，フォワードが空いているサイドバックのポジションをカバーする．また，守備のときにも従来のフォワードはハーフ・ウェー・ライン近くで休んでいるだけであったが，このトータル・サッカーではフォワードも自陣のペナルティー・エリア近くまでもどり守備に参加するのである．トータル・サッカーではすべてのフィールド・プレーヤーはオールラウンド・プレーヤーでどのポジションもこなすことができるのである．
　このトータル・サッカーは英語で"total football"と呼ば

まとめ

総合的診療を可能にするためには，ジェネラリストは「総合的視野」を持たなければならない．その「総合的視野」とは，絵画に例えれば浮世絵師のような「鳥の眼」であり，ピカソのような「多面的視野」である．そして，その「総合的視野」は多くの診療科をローテーションすることで可能となる．

れ，1974年サッカーのワールド・カップ西ドイツ大会で，リヌス・ミケルス監督が率いヨハン・クライフを擁するオランダが世界に衝撃を与えた戦術である．ちなみにそのオランダは決勝戦で，皇帝ベッケンバウアーを擁するリベロ・システムの西ドイツに敗れているのだが…．

このトータル・サッカーという戦術は，従来の戦略では攻撃のときにはディフェンダーが遊んでいて，逆に守備のときにはフォワードが遊んでいたものを，全員で攻撃と守備を行うことによってより有効に戦力を使って試合のどの局面でも相手に優位に立とうという戦術である．

ジェネラリストが目指しているのもこのトータル・サッカーである．病気や外傷という敵に対して，従来のフォワードは攻撃だけ，ディフェンダーは守備だけという戦術を行っていても一向に病気や外傷に対して優位なゲームはできない．すなわち，内科は内科だけ，外科は外科だけの医療では，患者がトータルに改善しないのである．サッカーの戦術がトータル・サッカーに進化したように，医療の戦略も改革しなければならない．

ただし，このトータル・サッカーを実現するのは，従来のサッカーよりもより高度の身体能力・技術および状況判断力が必要となる．同様に，ジェネラリストには従来の専門医よりもより高度の知力と体力が要求されるのである．

8　人間的診療
─画竜点睛　診療に心を入れる

以上のようにジェネラリストには，「問題解決型診療」，「総合的診療」と「自立的診療」が必要なことを説明した．これらの3つの診療だけでも実は不十分である．診療行為というのは，医師患者関係という人間関係の上に成り立っている．したがって，その診療は単に機械やコンピュータのように正確で適切であればよいというものではない．

診療は人間的でなければならない．

しかし，現在実際の日本の医療は患者側から見て本当に十分に人間的な医療を行っていると言えるのだろうか？病院で非人間的な扱いをされたというクレームをよく聞く．また，医療訴訟も増え続けている．

> 医療は，医療者側と患者側の両方の視点から総合的に理解しなければならない

ジェネラリストを目指す医師が困っていること

1 NBM：Narrative-based Medicine とは？

2 いったいどのようにして「人間的診療」を実行すればよいのでしょうか？

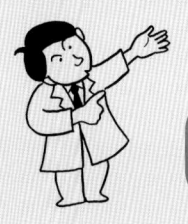

> プログラムに沿った系統的な教育体制が必要不可欠である．

I ジェネラリストの診療方法

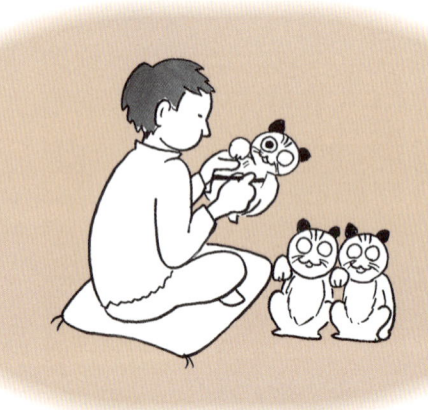

画竜点睛―できあがった人形に最後に職人が眼を描いている．

　人形づくりの職人が魂や心を込めて人形をつくるように，医師も患者の診療に魂や心を入れなければならない．いくら「論理」と「EBM」を用いた「問題解決型」で「総合的」で「自立的」な正確で適切な医療を行っても，診療に心がこもっていなければ元も子もないのである．
　現在前述した「確率・統計」で客観的に正確で適切な医療を行おうとした EBM と対峙する医療として，NBM：Narrative-based Medicine というものがある．この NBM とは，主観的に傷病を経験した患者側から傷病を理解しようという試みである．医師も自分が患者になって初めて患者側から見た医師に気づくことがある．医療者側から見た医療というのは，総合的ではない．したがって，医療というものも医療者側と患者側の両方の視点から総合的に理解しなければならないのである．その意味で，EBM と NBM も統合されなければならない．
　それでは，一体どのようにして「人間的診療」を実行すればよいのであろうか？　「人間的診療」を実行するためには，

8 人間的診療

「人間的な心」がなければならない．しかし，「人間的な心」とは一体どのようなもので，そして，その「人間的な心」がどのようなものか定義できたとしても，それを果たして教育可能なのであろうか？　患者から評判のいい医師と悪い医師がいる．それは，単に生まれつきの違いなのであろうか？　それとも生育環境の違いなのであろうか？　それとも，その医師が受けた教育の相違なのであろうか？　このような問題も医療者は明らかにしなければならない課題である．

　ここで，この「人間的医療」が実現できていない理由の一つに，医師個人が「問題解決型診療」と「総合的診療」と「自立的診療」がまだまだ不完全であるために，とても「人間的診療」まで手が回らないという事情がある．つまり，人形作りに例えると人形を作ることに精一杯でとても，魂を込めて瞳を描くなどの心の余裕を持てない状況なのである．したがって，究極の目標である「人間的医療」を実現するためには，まず最初に一医師は前述した「問題解決型診療」と「総合的診療」と「自立的診療」を少しでも早く身につけることが絶対に必要である．そのためには，一医師が個人で努力することも大切であるが，プログラム立った系統的な教育体制が必要不可欠である．

まとめ

ジェネラリストは，前述した「問題解決型診療」「総合的診療」「自立的診療」の上に，あたりまえだか「人間的診療」を行わなければならない．

9 体系的臨床医学教育プログラム

体系的臨床医学教育プログラムとは

実際どのようなものにすればよいのであろうか？

この体系的臨床医学教育プログラムを構築するうえで

まず最初に前提とすることを確認しておきたい．

> **体系的臨床医学教育プログラム**
> 1）実現可能であること
> 2）研修医誰もが履修可能であること
> 3）簡単なものから複雑なものへ進むこと
> 4）段階的に発展するプログラムであること
> 5）後期研修にもローテーションを入れること

ジェネラリストを目指す医師が困っていること

1 実現可能なプログラムをつくるための前提は？

2 そのためのハードウエアとソフトウエアはなんですか？

3 田中先生の診断学 tutorial を示してください．

4 検査の適応やその解釈方法を知るための検査学の tutorial を示してください．

5 各種治療法について治療学 tutorial も示してください．

6 教育を均一化して後輩への教育を冊子にて行いたいのですが，どうすればいいでしょう．

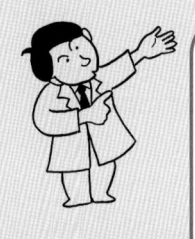

「問題解決型診療」，「総合的診療」と「自立的診療」がすべての研修医に可能となって，それよって診療に心の余裕が生まれて，究極的に「人間の人間による人間のための医療」が実現できることを願っている．

Ⅰ　ジェネラリストの診療方法

1）実現可能であること

　体系的臨床医学教育プログラムは現在の臨床研修制度で実現可能なプログラムでなければならない．いつまで経っても実現不可能なプログラムを作っても意味がない．したがって，理想的な体系的臨床医学教育プログラムを構築するためには，現在行っている臨床研修プログラムは家をリフォームするように少しずつ改築を重ねて変革していくしかない．臨床研修制度は継続的なものであるので，家を一回取り壊してその間研修を中断してそこに全く新しい家を建設するようなことは望めない．だから，理想的な体系的臨床医学教育プログラムを構築するためには実現可能なプログラムを逐次更新する方法をとるべきである[1]．

2）研修医誰もが履修可能であること

　教育方法には，新人に無理難題を課してそれについてくる新人だけを育て上げるサバイバル方式の教育方法をとる人がいる．この教育方法は，スパルタ教育などのようないわば「超人崇拝」思想である．しかし，現在の新医師臨床研修制度はすべての研修医の義務となった．したがって，教育方法もこのスパルタ教育のようなサバイバル方式ではなく，すべての研修医が無理なく臨床能力が身につくプログラムにしなければならないのである．特に一番需要の多いジェネラリストにサバイバル方式を行うと，ただでさえ人数が少ないジェネラリストの数はますます少なくなってしまう．

　ジェネラリストの教育方法は，「超人崇拝」ではなく凡人でもできる「凡人医療」でなければならない．言い換えると，ごく一部の勝ち抜いた人が行うのではなく，誰もが行える医療をめざすということである．そういう意味でこの体系的臨床医学教育プログラムは小乗仏教（修行したわずかな人々しか救われないとする仏教の一派）というよりは，大乗仏教（釈迦はすべての人々を救うという仏教の一派）の考えである．

3）単純なものから複雑なものへ進むこと

　ジェネラリストの扱う領域は多岐に渡る．その広い診療領域を研修医は一度に学習することは不可能である．したがって，そこには学習する領域に順序が必要となる．そして，その学習する順序は誰もが履修可能なプログラムであることを考えると「単純なものから複雑なもの」という順序が望ましい．

　ここで，「複雑なものを扱えば自然に単純なものを扱えることができる」と考える人もいるかもしれない．だから，逆に「複雑なものから単純なもの」という順序のプログラムがあってもおかしくないと．しかし，われわれは3次救急で重症患者ばかり扱っている人が，1次2次の軽症患者を十分にこなすことができないのを知っている．また，「複雑なものから単純なもの」という順序のプログラムで履修した研修医はもしも途中でプログラムを何らかの原因で断念した場合に，複雑な疾患しか診療できなくなってしまう．しかし，ここでもしも「単純なものから複雑なもの」という順序のプログラムで履修しておけば，この研修医が何らかの理由で中途でプログラムを中止した場合，少なくとも一番需要の多い単純な疾患の診療をすることは最低限可能となるのである．

　ちなみに著者は，「単純なものから複雑なもの」という順序のプログラムと逆に「複雑なものから単純なもの」という順序のプログラムのどちらの研修プログラムを選ぶかと研修医に聞いたことがある．結果は全員が前者の「単純なものから複雑なもの」という順序のプログラムを選んで，後者の「複雑なものから単純なもの」という順序のプログラムを選んだものは一人もいなかった．

　このような理由で，プログラムには「単純なものから複雑なもの」という順序をつけるべきである．

I　ジェネラリストの診療方法

4）段階的に発展するプログラムであること

上記の「単純なものから複雑なもの」という順序に患者の重症度も付け加えて，著者は1年次外来患者中心，2年次病棟患者中心，そして，3年次集中治療患者中心というに段階的に診療する患者の重症度が重くなるのが理想的であると考えている*．

5）後期研修にもローテーションを入れること

現行の臨床研修制度では，初期臨床研修が終了すると後期臨床研修では専門科しかローテートせずに他の科をローテートする機会はなくなる．これでは，広い領域を診療するジェネラリストはローテート科目が少なすぎる．したがって，後

---

* **研修医の質問** 最初1年次外来中心とは，具体的にどういうことですか？1次2次患者を中心にER研修をするということですか？先生の診断技術の進化でいうと最終段階の系統的アプローチが求められ，さらに時間的制約もあるなかで難しいのではと思ってしまいますが．最初病棟業務からスタートしてシンプルな症例を2,3例からというのはどうお考えですか？

回答 最初の1年次外来中心とは，総合診療外来やER外来で外来患者診療を中心の研修から始めるということです．診断技術の進化は何も最初の1年間で最終段階までに発展する必要はなく，初期研修の2年間あるいは卒後何年目かまでに身につければよいものです．また，最初に病棟のシンプルな症例を2,3例から始めるというのもOKです．ただし，この場合指導医がシンプルな症例だけを研修医に割り当てることが大切です．私の知っている指導医は，単に勉強になるからという理由で研修医に一番重症な症例ばかり割り当てる指導医ばかりです．その真意は，研修医の勉強という理由ではなく，自分が楽をしたいという理由ではないかと思いたくなります．

9 体系的臨床医学教育プログラム

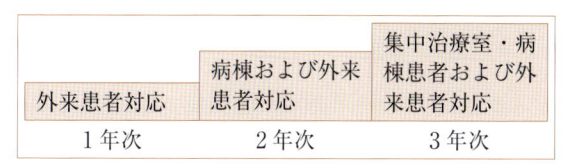

外来患者対応	病棟および外来患者対応	集中治療室・病棟患者および外来患者対応
1年次	2年次	3年次

図 I-9 体系的臨床医学教育プログラムのモデル

期臨床研修でもローテート可能なプログラムとして,必要であれば初期研修時にローテートした科を後期研修時にもローテートできるような体制にする.こうすることによって,現在初期からいきなり専門に入っていた体制を,少しずつ専門領域を狭めるようなプログラムにつくり変えることができる.

以上のような前提に立った体系的臨床医学教育プログラムを実現させるために,著者はハードウエアとソフトウエアの2つの側面を整える必要があると考えている.

①ハードウエア

ハードウエアとは臨床研修制度のことである.現在では初期臨床研修制度の2年間は必修化された.しかし,ジェネラリストがこの初期臨床研修の2年間ですべてのプライマリ・ケア能力を修得することは至難の業である.そこで,ここではジェネラリストのための体系的臨床医学教育プログラムとして3年間のモデル(図 I-9)を呈示する.

このようなモデルで臨床研修を行えば,前述した「簡単なものから複雑なものへ進むこと」および「段階的に発展するプログラムであること」という2つの要件が満たされる.

②ソフトウエア

前述のハードウエアの整備はスポーツで言えばグランドの整備である.スポーツではグランドだけあれば十分ではないように,トレーニング・メニューが必要である.それがソフトウエアである.このソフトウエアは言い換えると臨床研修中に研修医が学習しなければならない臨床教育プログラムで

I ジェネラリストの診療方法

```
┌─────────────────────────────┐
│  臨床医学オリエンテーション  │
└──────────────┬──────────────┘
               ↓
┌─────────────────────────────┐
│            診断学           │
└──────────────┬──────────────┘
               ↓
┌─────────────────────────────┐
│            検査学           │
└──────────────┬──────────────┘
               ↓
┌─────────────────────────────┐
│            治療学           │
└─────────────────────────────┘
```

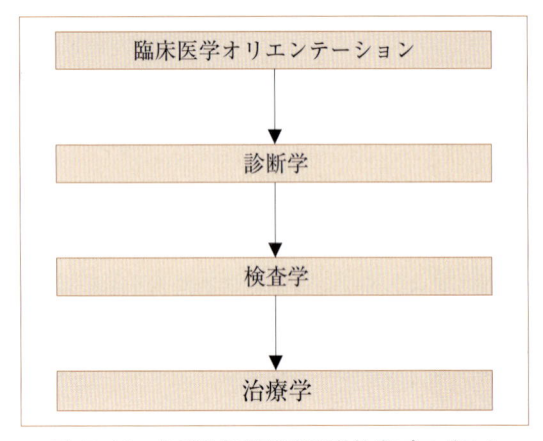

図 I -10 体系的初期臨床医学教育プログラム

ある.

このソフトウエアについては, 著者は前述の臨床推論の順序に従って図 I -10 のような臨床医学教育プログラムを考えている.

以下のそれぞれの過程を解説する.

①臨床医学オリエンテーション

この臨床医学オリエンテーションとは, 国家試験合格後の新人研修医がスムーズに臨床研修を受けられように臨床研修の最初に行うものである. ここでは, 臨床研修を受けるに当たっての注意事項, 患者の診療方法, カルテの記載方法, 身体診察の記載方法などについて講義する. また, これらの講義以外に筆者の施設では, 模擬患者を用いた問診の実習, 模型の腕を用いた点滴実習, および, 糸結びなどの縫合実習を行っている.

②診断学

患者を実際に診察するときに, 主訴からどのような疾患が考えられて, その鑑別診断のためにどのようなことを聞けばよいのか, 研修医がわかっていなければ患者の問診をすることもできない. そこで, 主訴からどのような鑑別診断を考え

9 体系的臨床医学教育プログラム

表 I-1 診断学 tutorial

I 症状編	
疼痛	しびれ
頭痛	起立歩行困難
胸痛	神経学的診察
腹痛	動悸
腰背部痛	咽頭痛
関節痛	咳・痰
鎮痛薬	喀血
血栓症と抗血小板薬	呼吸困難
めまい	嘔気・嘔吐
失神	下痢
痙攣	便秘
意識障害	吐血・メレナ・下血
麻痺	肉眼的血尿
	浮腫

II 外傷編
創傷処理
整形外科疾患
外傷患者の診かた
頭部外傷
頸部外傷
胸部外傷
腹部外傷
骨盤外傷
四肢外傷

III 救命救急編
蘇生法
ショック
急性アルコール中毒
急性薬物中毒
熱傷
熱中症・偶発的低体温症

てどのようなことを患者に聴くのかを学習するために，診断学の tutorial を行う．著者が著者の施設で行っている診断学 tutorial の内容を表 I-1 に示す．

I　ジェネラリストの診療方法

表 I-2　検査学 tutorial

I	**検査学入門** 感度・特異度・ROC曲線・陽性尤度比・陰性尤度比，オッズ比
II	**バイタル・サイン** 意識・呼吸・脈拍・血圧・酸素飽和度・体温・尿量・血糖
III	**血液検査** 白血球，Hb/Hct，血小板，ナトリウム，カリウム，カルシウム，リン，マグネシウム，腎機能，肝機能，CK，アミラーゼ，凝固能検査，簡易血液検査キット
IV	**血液ガス** 呼吸不全，低酸素血症，高二酸化炭素血症，低二酸化炭素血症，酸塩基平衡の評価方法，代謝性アシドーシスの評価方法，代謝性アルカローシスの評価方法
V	**心電図** 基本的事項，系統的判読方法，不整脈の読み方
VI	**尿・便・体液** 尿検査，便検査，髄液，胸水，腹水，関節液
VII	**感染症検査** 感染症検査の基本原則，血液培養，敗血症

表 I-3　治療学 tutorial

I	人工呼吸
II	血管作動薬
III	鎮静薬
IV	鎮痛薬
V	輸液・利尿薬
VI	消化管作動薬
VII	輸血
VIII	抗血小板薬・抗凝固薬
IX	抗菌薬
X	糖尿病薬
XI	栄養

③**検査学**

医師は自分がオーダーした検査を適切に解釈して診断や治

療に役立てなければならない．したがって，検査の適応やその解釈方法についても学習しなければならない．著者の施設では表Ⅰ-2のような検査学tutorialを行っている．

④治療学

研修医は各種治療法についても学習しなければならない．筆者の施設では表Ⅰ-3のような治療学tutorialを計画している．

このように学習項目を列挙したが，それぞれの項目で医学教育理論で提唱されているように，目標・方略・評価を決めて教育を行うことが究極の目標である[2]．

まとめ

以上に示した体系的臨床医学教育プログラムを構築することによって，筆者はいつの日か「問題解決型診療」，「総合的診療」と「自立的診療」がすべての研修医に可能となって，それよって診療に心の余裕が生まれて究極的に「人間の人間による人間のための医療」が実現できることを願っている．

参考文献

1) 田中和豊．特集　ERでの研修医教育　臨床研修期間の目標を設定しよう―ERで効果的に学習する方法：基本的技能教育法と救急疾患攻略法　ERマガジン2005；2（5）：362-366
2) 大西弘高．新医学教育学入門　教育者中心から学習者中心へ　医学書院，2005
3) 田中和豊．問題解決型救急初期診療，医学書院，2003
4) 田中和豊．ケアネットDVD　Step By Step!　初期診療アプローチ　第1巻（疼痛シリーズ前編），CareNet DVD, 2006
5) 田中和豊．ケアネットDVD　Step By Step!　初期診療アプローチ，第2巻（疼痛シリーズ後編）CareNet DVD, 2007
6) 田中和豊．ケアネットDVD　Step By Step!　初期診療アプローチ　第3巻（神経症候シリーズ前編），CareNet DVD, 2007

10 ジェネラリストの大原則と専門性

ジェネラリスト志望の研修医は,

前項のような体系的臨床医学教育プログラムで

「総合的診療」を修得するのが望ましい.

総論の最後に,ジェネラリスト志望の研修医が

研修を行ううえでの大原則を述べる.

さらにジェネラリストの専門性について著者

の考えを示す.

> **ジェネラリスト志望の医師の大原則**
>
> 臓器別・診療現場別にローテーションする

ジェネラリストを目指す医師が困っていること

1 ジェネラリストの大原則はなんですか？

2 ジェネラリストの研修のローテーションはどうすればいいのですか？

3 ジェネラリストの専門性とは？

4 ジェネラリストは無理に定義しなくてもいいのでは？　と思います．働く地域，病院の現状などの環境によってジェネラリストの求められる能力・仕事は変わるから．そこで求められることをできるようにがんばっていけばいい気がするのですが．

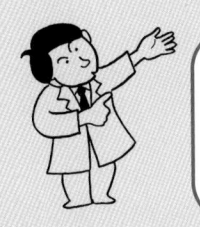

> ジェネラリストは内科系を基本として，診療現場別に専門性を定めるべきである．そして，その専門領域を決めるのは自分自身である．

I　ジェネラリストの診療方法

1）ジェネラリストの大原則

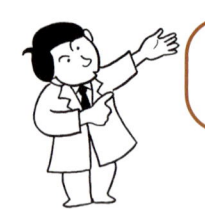

> ジェネラリストは内科系医師であって，外科系医師ではない！

　総合的診療を行うジェネラリストは患者の全身を管理するので，内科系医師でなくてはならない．外科系医師は，脳神経外科や脳神経だけ，胸部外科医は胸部臓器だけ，消化器外科医は消化器だけ，整形外科医は骨・筋肉だけなどと特定の臓器しか診療しない．総合的診療では，多臓器にわたる全身管理が必要である．したがって，必然的に総合的診療を行うジェネラリストは内科系医師でなければならないのである．

　ここで，ジェネラリストが全身を管理するのならば，ジェネラリストは麻酔科医でも勤まると思うかもしれない．しかし，麻酔科医は呼吸・循環の管理は得意だが，外来での問題解決型診療という診断学ができない．

　こういう意味で，ジェネラリスト志望の研修医は何よりも

＊研修医の質問　検査・診断，手技はどこまでがジェネラリストの範疇ですか？例えば，GIF（上部消化管内視鏡），CF（大腸内視鏡）やHD（腹膜透析）などの扱いなど．

回答　検査・診断・治療でどこまでがジェネラリストの範疇であるかを杓子定規に定義する必要はまったくありません．自分ができる診療範囲がジェネラリストの範疇です．GIF, CF, HDのすべてができなければ専門医に任せればいいのです．実際にこれらの専門的技術ができなくてもジェネラリスト診療上大きな問題にはなりません．それよりも，もっと根本的な「問題解決型診療」「総合的診療」や「自立的診療」をできるようになることを考えたほうが賢明でしょう．

まず最初に一般内科医になることを勧める．一般内科医になってから，少しずつ他科の診療を自分の診療にとりいれてレパートリーを増やしていけばよいのである．だから，外科医が内科疾患を診るよりも，内科医が軽症の外来外傷にも対処する方が安全なのである[*]．

2）ローテーション

前項の体系的臨床医学教育プログラムで「総合的診療」を可能にするために，研修医は様々な科をローテーションすることが望まれると述べた．そのローテーションによってそれぞれの科独自の考え方に研修医は触れて，最終的に「総合的視野」を身につけるからである．

ここでローテーションする科は大きく分けて2つ考えられる．第1は，様々な臓器別の専門科をローテーションする方法である．これによって研修医はいろいろな臓器に対する理解を深めることができる．形成外科・皮膚科・整形外科・放射線科・泌尿器科・脳神経外科など，自分の診療領域を広げるために，できるだけ多くの科をローテートすることが望ましい．

第2のローテーションは，ジェネラリストの様々な診療現場を経験することである．ジェネラリストと一口に言ってもその領域は広い．このジェネラリストの様々な診療現場とは，開業医・家庭医，総合診療外来，救急外来，集中治療室，病棟，リハビリ病院などである．ジェネラリスト志望の研修医は，できるだけこれらすべてのジェネラリストの職場をローテーションする必要がある．なぜならば，これらの職場が一つの円環を形作って医療を形成しているからである．そして，これらのすべての職場を経験することによって，他の職場への理解が増し，そうすることによって患者の転院などがよりスムーズに進むからである．これらのうちの一カ所でしか働いた経験のない医師は，残念ながら他の職場に対する理解が浅く質の高い患者管理ができない．

I　ジェネラリストの診療方法

以上のような臓器別および診療現場別のローテーションをしながら，ジェネラリストは年を追うごとに自分の専門領域に収束していけばよいのである*.

3）ジェネラリストの専門領域

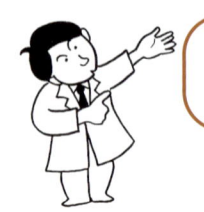

> ジェネラリストの専門は臓器別ではなく，診療現場別であるべきである．

ここで，ジェネラリストは専門を持つべきか？　という疑問がある．内科や外科もその領域が広いため，最終的にどれか1つの臓器という専門に絞ることになる．同様にジェネラリストもその診療領域は広大でどれか1つの領域に絞って診療すべきではないかという意見である．

もしもジェネラリストの専門領域が必要であるとしたら，その専門領域は内科や外科と同じように臓器別専門領域にするのではなく，診療現場別にすべきであると筆者は考えている．その理由は，もしもジェネラリストの専門領域を内科や外科と同じように臓器別にすると，ジェネラリスト自身の存在理由がなくなること，そして，もしも専門領域を臓器別にしたとしたら専門性ではその領域の内科や外科の医師よりも優位になることは不可能であることである．

したがって，もしもジェネラリストに専門領域をつくるのならば，開業医・家庭医，総合診療医，救急医（ER医），病棟医，集中治療医，リハビリ医などのように診療現場別にすべ

---

*　**研修医の質問**　ローテートしたときに得た知識が衰えるのを防いだり，知識をアップデートしたりする方法はありますか？
回答　それが「生涯教育」の課題です！

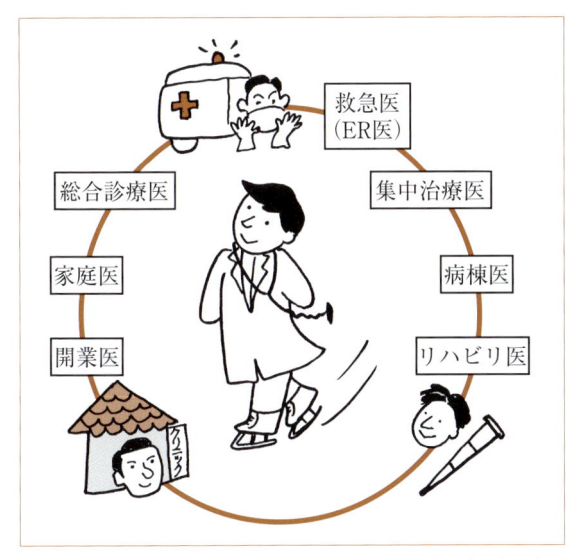

図 I-10 開業医・家庭医，総合診療医，救急（ER）医，集中治療医，病棟医，リハビリ医の円環

きである（図 I-10）．このように臓器専門医とは異なった専門性を持つことによって，臓器別と診療現場別が縦糸と横糸となって（図 I-11）より密接な医療連携を可能にして，医療の質を向上させることができると筆者は考えている*．

***研修医の質問** 具体的に糖尿病や高血圧の既往のある高齢男性が脳卒中で運ばれてきたときなどの症例では，どのようにチームでマネジメントし，総合診療医はどうかかわったらいいでしょうか？

回答 こういう複雑な症例は，原則として総合診療医が主治医になって，それに協力する形で他の専門医が診療に関わるのが最善の診療形式だと考えます．ちなみに，アメリカでは専門医は直接患者を受け持つことはなく，すべて患者の主治医は一般内科医などのジェネラリストが行い，専門医はコンサルテーションという形だけで診療に参加します．

I　ジェネラリストの診療方法

診療現場別＼臓器別	呼吸器	循環器	神経	腎臓	消化器	血液	感染症	代謝内分泌	アレルギーリウマチ	精神
開業医										
家庭医										
総合診療医										
救急（ER）医										
集中治療医										
病棟医										
リハビリ医										

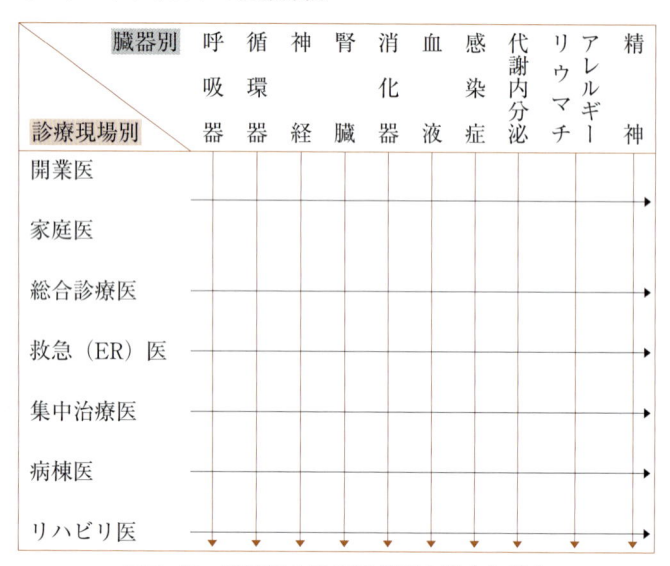

図 I-11　臓器別と診療現場別の縦糸と横糸

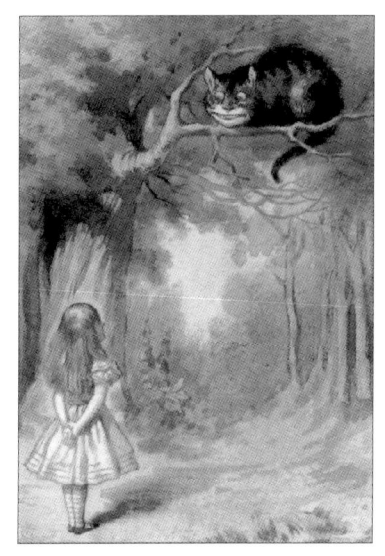

図Ⅰ-12 チェシャー猫とアリ
ス（文献1より転載）

 それならば，いったいジェネラリスト志望の研修医はどうやって自分の専門領域を決定すればよいのであろうか？ 迷える子羊ともいえるジェネラリスト志望の研修医に，『不思議の国のアリス』のチェシャー猫の言葉を捧げて本章を終わる[1]．

 「ねえ，お願い，ここからいったいどっちへ行けばいいのか，教えてくれない？」
 「そりゃ，どこへ行きたいかってこと次第だね」と，ネコが言いました（図Ⅰ-12）．

I　ジェネラリストの診療方法

まとめ

ジェネラリストは内科系を基本として，診療現場別に専門性を定めるべきである．そして，その専門領域を決めるのは自分自身である*．

参考文献

1) ルイス・キャロル作/ジョン・テニエル絵　脇　明子訳．6 豚とコショウ．愛蔵版　不思議の国のアリス．岩波書店．p.74-90．1998

---

* **研修医の質問** 三位一体の改革：総合診療科設立とジェネラリストの存在意義について教えてください
回答 医療機関でトータル・サッカーを実現しようとすれば，グランドが絶対に必要である．そのグランドとは診療科である．そして，トータル・サッカーをプレーするグランドに最もふさわしいのが総合診療科である．

この総合診療科というグランドを病院内に設けることによって，そこでの総合的診療が可能となり，また，教育も可能となるのである．

そして，そのグランドでジェネラリストが育成されることによって，最終的には，①診療科不明の患者に対応することができる，②救急患者に対応することができる，③専門医の負担が軽減する，④医療が効率的になることが期待できるのである．

実際には著者はこの改革を，①ジェネラリストの教育プログラムの構築，②ジェネラリストのための研修制度の確立，そして，③総合診療科の設立という 3 つの改革を三位一体で行うことによって，実現できると考えている．

II

なぜジェネラリスト診療ができないか
―失敗例から学ぶ

ジェネラリスト診療の原則が理解できたものの，

なぜわれわれは実際にジェネラリスト診療が

できないのであろうか？

以下では，

研修医が陥りやすい失敗の具体例を通して，

なぜわれわれはジェネラリスト診療が

できないのかを考えることにする．

ジェネラリストを目指す医師が困っていること

1 患者の話を聞く,とは具体的にどうすることなのでしょうか.

2 診察を問題解決型に行うにはどうすればいいのですか.

3 外来患者の診療方法と入院患者の診療方法はどのように異なるのですか.

4 病歴聴取のフォーカスがずれないようにするには,どうすればいいのですか.

5 問診と身体診察だけでなく,検査が必要なのはどういうときですか.

6 診療の形式に沿わないで,検査や治療から診療を始めるべきであるのはどういうときですか.

7 「手技」という実技が伴わなければならないのはどんな場合ですか.

8 疾患の緊急性の判断はどうすればよいのでしょうか.

9 「責任転嫁」医療はどうすれば避けられますか.

10 何かの処置を学習するときにはどこまで理解して学習すべきなのでしょうか.

11 コンサルテーションのタイミングを間違わないためにどうしたらいいですか.

10 何かの処置を学習するときにはどこまで理解して学習すべきなのでしょうか.

11 コンサルテーションのタイミングを間違わないためにどうしたらいいですか.

12 患者が急変するとパニックになる人もいます.どうしたらいいでしょう.

13 診療のしかたがわからないときは,どうしたらいいのでしょう.

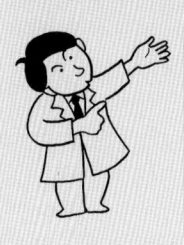

> 印刷された文章は話された文章よりも正しいという印象を与える.紙に書いてあることにも間違いはあるし,また,紙に記載されていない重要なこともたくさんある.そのことは自分で本を書いてみればよくわかる.

Ⅱ　なぜジェネラリスト診療ができないか

1　患者の話を聞けない

A Case for Generalist

> 　研修医 A は総合診療外来で，腹痛の若い女性を割り当てられた．その患者の腹痛はがまんできる程度であったので，「とにかく話を聞いてきて」といって診察に向ってもらった．5 分ほどして研修医はもう帰ってきた．
> 指導医：「どうだった？」
> 研修医：「患者さんは『お腹が痛くて大変だ』と言ってました」
> 指導医：「お腹のどこがどんな風に何時ごろから痛いの？」
> 研修医：「いえ，まだそこまで聞いてません」
> 指導医：「じゃあ，何聞いてきたの？」
> 研修医：「患者さんは『とにかくお腹が痛くて大変だ』と言っていました」
> 指導医：「えっ，そんなの一般人でも聞けるでしょ．先生は医師として診断や治療のために何かもっと他の事を聞いてこなかったの？」
> 研修医：「いえ，その前に学生時代に患者さんの訴えを理解して話を聞くことが大切だと習いました」
> 指導医：「確かにそうだけど，医師として話を聞くというのは，診断のために必要な情報を集めるために問診と診察をするってことなんだよ…」

　患者の痛みを理解するというのは医師として非常に大切なことである．患者の痛みを理解しない医師が多いというのはよくマスコミの批判の対象になる．しかし，もしも患者の痛みを理解するだけで，患者の痛みの診断や治療が全くできなければ，それは医師ではなく，宗教家や一般人と何の変わりもないことになる．医師が他の職種と異なるのは，痛みに対して診断と治療が可能なことである．マスコミが患者の痛みを理解しない医師が多いということを批判する真意は，医師に的確な診断と治療をするだけでなく，そのうえに患者の痛

1 患者の話を聞けない

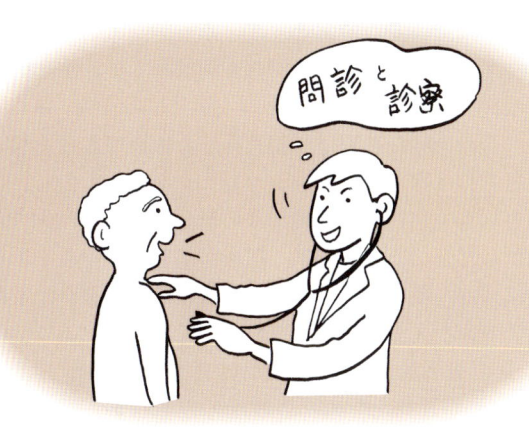

患者の痛みを理解するだけで，患者の痛みの診断や治療ができない．

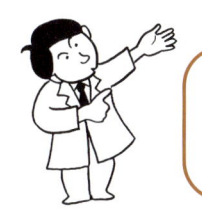

「患者の話を聞く」とは第1に「診断と治療に必要な問診と診察をする」ことである！

みも理解してほしいということなのである．ところがここで，患者の痛みを理解することを重要視するあまり，医師が本職の的確な診断と治療をすることを忘れてしまったとするならば，それは本末転倒である．

なぜこのように患者さんの気持ちに同情することばかりに気を使うのかその研修医に尋ねてみたところ，大学教育で患者の問診の指導を受けるときに，その患者の主訴から考えられる鑑別診断などを考えて問診することよりも，患者の訴え自体を聴くということが強調されているからであるとその研修医は答えた．すなわち，大学の臨床教育ではマスコミからの主な批判対象である「患者の気持ちを理解する」ということを重要視するあまり，医師本来の職務である診断と治療が

II なぜジェネラリスト診療ができないか

二の次にされているのである．このため，この研修医は大学で習ったとおりの「患者の気持ちを理解する」診療を行ったのである[*1]．

確かにこういった診療は，精神科的な原因で腹痛を起こしている患者には非常に喜ばれるかもしれない．しかし，この患者がもしも子宮外妊娠破裂などの緊急性の高い疾患であったとしたらどうであろうか？　医師が患者の気持ちを理解することにばかり集中して，適切な診断と治療が遅れたためにその患者の命が失われたとしたら，その患者とその家族は果たしてその患者を診療した医師に感謝するであろうか？「診断と治療が遅れたために患者は死亡したが，患者の気持ちを理解してくれる先生でよかった」と，果たして遺族は感謝するであろうか？

著者はここで，患者の気持ちを理解する診察を指導する大学教育が悪いという意図は全くない．ここで，医学生・研修医および指導医に明確に認識してほしいのは，「理論と実践は異なる」ということである[*2]．大学が教える「患者の気持ちを理解する診療」は言うまでもなく非常に大切である．しかし，実際の医療では，患者の緊急性，薬をもらいたいだけなどの受診理由，診断と治療に必要十分な問診と身体所見などの複雑で多様な情報を同時に処理する必要があるのであ

[*1] **研修医の質問** Open question, Closed question：大学では open question で聞け，その後 closed question で聞けとならいました．具体的にはどういう問診をしたらいいですか？
回答 Open question とは例えば，「過去に何か病気やけがをなさいましたか？」という質問で，closed question はもっと具体的に「糖尿病はありますか？」，「高血圧はありますか？」，「手術を受けたことはありますか？」など．

検査の感度と特異度のように，open question でスクリーニングして，closed question で特異的に質問するのがやはり効果的でしょう．

1 患者の話を聞けない

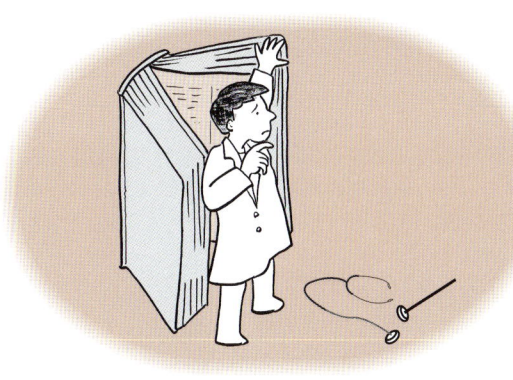

理論は知っているが動けない

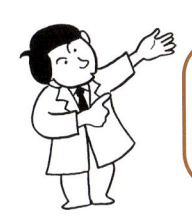

> 理論と実践は異なる！
> 臨床の現場では「理論に裏打ちされた実践力」が求められる．

る．これが実践力である．

医学生や研修医の中には，「理論」を学べば臨床医学はそれで終わりと思っているものが多い．しかし，実際の臨床の現場では「理論に裏打ちされた実践力」が求められるのである．

---

*2 **研修医の質問** 実践力とは？実際に実践力を身につけるためにはどうしたらいいですか？
回答 診療の量と質を向上させれば実践力は身につきます．診療の量とは患者さんをより多く診ることです．ただし，患者さんをより多く診れば実力がつくかというとそうとは限りません．必ず復習してください．それから，指導医あるいは専門医からのフィードバックをもらってください．診療の質を上げるためにも絶対に教育が必要なのです．

Ⅱ　なぜジェネラリスト診療ができないか

2　問診も診察もできない

A Case for Generalist

> 　研修医Bは総合診療外来で，風邪様症状の患者を診察することになった．その患者の主訴は，咳・痰である．この患者の診察をお願いすると，なんとその研修医は5分もしないうちに診察を終えて帰ってきた．患者についてプレゼンテーションさせると，24歳男性が咳と痰で風邪様症状という情報以外はほとんど問診をせず，診察もほとんどしていなかった．
> 指導医：「いつから症状が始まったの？」
> 研修医：「えっ，聞いてません．」
> 指導医：「発熱とか他の症状は？」
> 研修医：「聞いてません．」
> 指導医：「それじゃ，既往歴とか？　風邪薬飲んだかとか聞いた？」
> 研修医：「いえ，それも聞いてません．」
> 指導医：「それじゃ，何してきたの？」
> 研修医：「風邪の患者だから，そうだと聞いて話だけ聞いてきました．」
> 指導医：「じゃあ，胸の音とか聞いた？」
> 研修医：「いいえ，聞いてません．」
> 指導医：「何で聞かなかったの？」
> 研修医：「だって，風邪だから必要ないと思って．」

　研修医は，「患者の話を聞く」というのが単に患者に同情するだけでないということがわかった．そして，「患者の話を聞く」というのは，診断と治療に必要な情報を収集するために問診と診察をするということを研修医は理解したはずであった．

　そして，診断と治療に必要な情報を収集するために問診と診察をするということを理解したはずの研修医が，このざまである．以下にこの研修医の診察の何が問題なのかを一つ一つ検証しよう．

2　問診も診察もできない

　まず第1の問題点は，この研修医はこの患者を自分が診察する意味を理解していないことである．風邪の患者の診断は風邪であるのになぜわざわざ自分が話を聞きに行かなければならないのだろうか？　この患者の場合「風邪様症状」とはあくまで患者自身が言ったもので，果たしてそれがほんとに「風邪」なのかは実際に診察してみなければわからない．主訴は咳・痰であるという．しかし，咳・痰を主訴とする疾患は，「風邪」の他にインフルエンザ・肺炎・気管支喘息・心不全・過敏性肺臓炎・副鼻腔炎・胃食道逆流症など多々あるはずである．だから，この「風邪様症状」の患者を診察する意味は，この患者はほんとうに自分が言っているように「風邪」であり，かつ他のインフルエンザ・肺炎・気管支喘息・心不全・過敏性肺臓炎・副鼻腔炎・胃食道逆流症など疾患ではないということを証明することに他ならない．この証明過程は「診察」と呼ばれて医師の職務である．つまり，この研修医は，「風邪様症状の患者を診てこい」と指導医から言われ，自分の医師としての職務を全く理解せずに単なる雑務を押し付けられたと思い，まともに医師の仕事をしてこなかったことになる．

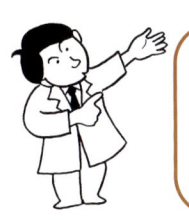

> 医師の職務は診断と治療である！
> どんなにあたりまえの common disease も，他の疾患ではないということを証明しなければならない！

　第2の問題点は，この研修医は診断を決め付けていて問題解決型に行っていないことである．「咳・痰」が主訴と聞けば，医師に限らず一般人でも診断の一番に「風邪」を考える．「咳・痰＝風邪」が一般人レベルで，「風邪以外の咳・痰」を診断できるのが医師である．医師の職務は，「咳・痰」という主訴から直感や主観にまどわされずにほんとうの診断をつけることである．確かに直感が正しいときもある．しかし，大

●115

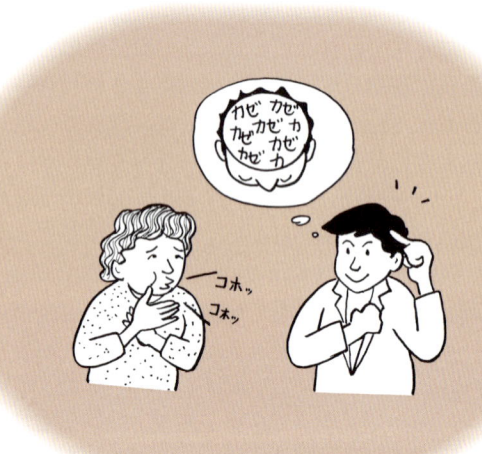

Ⅱ　なぜジェネラリスト診療ができないか

診断を決め付けていて問題解決型に行っていない

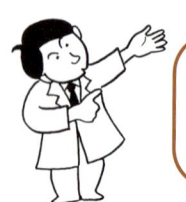

> 診察は問題解決型に行う！
> 診察は直感や主観に惑わされてはならない！

切なのはすべての人間で直感は必ずしも正しくないということである．マーク・シート型の試験が得意だという人の中には非常に直感が優れていて，どんな問題を出されても持ち前の直感で正しい選択肢を選び高得点をとることができる人がいるらしい．そのためそういう直感力が優れた人は何もかもを直感で決めてしまうことになる．こんなことをされたら，警察の犯人捜査など大変なことになる．もともと人相の悪い人間は何でもかでも犯人扱いされてしまうではないか！どうやって生きていけばいいんだ！

　第3の問題点は，この研修医は鑑別診断を知らないことである．この研修医が上記のような問題解決型の診療を行わな

いもう一つの理由として，この研修医は「咳・痰」の鑑別診断を知らないことが挙げられる．このことは言い換えると，ほんとうは肺炎の「咳・痰」の患者を単なる「風邪」と診断した場合，その患者の病状は後から重篤になったり，最悪の場合には死亡することもあるということをその研修医は理解していないということである．この研修医は「風邪」というつまらない症例を与えられたと思うかも知れないが，考えようによっては「風邪」に見えて「肺炎」である患者を救うことができる重要な任務を与えられたと考えることも可能なのである．したがって，主訴から考えられる鑑別診断および致命的になりうる疾患を考えるというのは絶対に必要なことなのである．

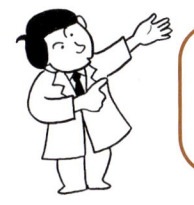

> 診察は鑑別診断を考えて行う．
> 特に致命的となりうる鑑別診断は否定する．

第4の問題点は，この研修医は診察を行ううえで，形式に則った診療を行っていない点である．鑑別診断を考えながら診察を行うというのは，致命的となりうる疾患を診逃さないように診察するということである．そのために先人が叡智を結集して作り上げた一定の診察形式がある．その診察形式とは，主訴→問診→診療→検査→診断→治療→マネジメントである．そして，問診については，診療のために必要不可欠な情報を収集する形式として，通常以下の項目を問診することが

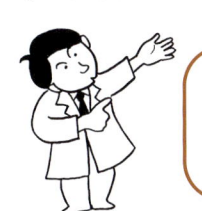

> 診察形式の原則：
> 主訴→問診→診察→検査→診断→治療→マネジメント

Ⅱ なぜジェネラリスト診療ができないか

重要である．

問診の必須項目

> 主訴
> 現病歴*
> 既往歴
> 家族歴
> 社会歴
> 薬物歴
> アレルギー
> システム・レビュー

　この研修医は，問診でこれらの必須項目について全く聞いていないのである．どんなつまらないであろう症例にもこれらの項目をわざわざ問診する理由は，誤診と言われる多くの症例は初診時に医師がこれらの項目をしっかりと問診していなかったために，短絡診断となったものがほとんどであるからである．言い換えると，これらの必須項目を簡単でも良いのでしっかりと聴取してさえいれば防ぎえた誤診が数多くあ

---

*　**研修医の質問** 現病歴の聞き方で秩序だった良い方法はありますか？

　回答 現病歴の聴取方法のポイントは，患者の主訴の物語が分かるように聞くことです．患者が来院するまでの事情が手に取るように再現できるのがよい現病歴です．ちなみに，ご存知だと思いますが，PQRSTと呼ばれる下記の項目などは必ず聴取するようにしましょう．

　　　P：Provocative-Palliative Factors　増悪緩和因子
　　　Q：Quality　　　　　　　　　　　　性質
　　　R：Region　　　　　　　　　　　　部位
　　　S：Severity　　　　　　　　　　　　強度
　　　T：Temporal characteristics　　　　時間的特徴

　これらを全部聞くことができる医師は，日本ではほとんど見たことがありません．

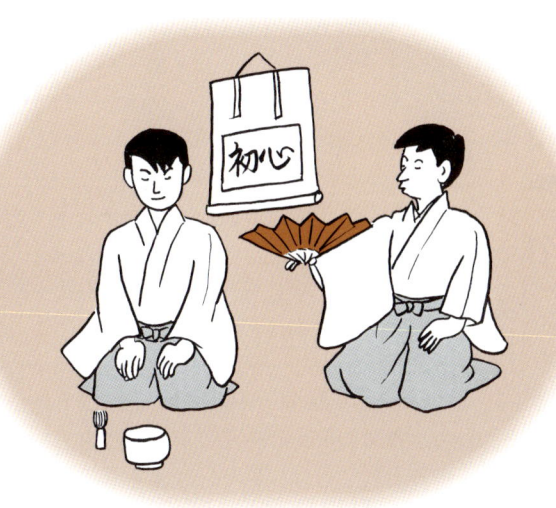

「序・破・急」と「守・破・離」に学べ

るということである．一見直接関係がないと思われるかもしれない既往歴・家族歴・社会歴などを聞くのも理由がある．この患者に十二指腸潰瘍の既往歴があれば，アスピリンやNSAIDsの処方は避けたほうがよいであろうと考える．家族に同様に咳・痰などの症状の患者がいれば，過敏性肺臓炎などの疾患を考える．社会歴で患者が有機溶媒などの薬物を扱っていたら，それらに対するアレルギー疾患も考えられる．薬物歴では，咳・痰に対して市販の薬物を試してそれが効いていないのならば，それと同様の薬物を処方するのを避けようと考える．アレルギー歴はそれを聴いておかなければ安全に薬物を処方することもできない．

このように形式に則って診療を行うことが大切なのである．熟練した医師はもちろん上記のような問診項目をわざわざ聞かないことも多い．これは熟練した医師であるから許されることである．初心者は「初心忘れるべからず」に形式の則った診察を行うべきである．すべての習い事は，形式を身につけ，それから，その形式を破壊し，自分独自の形式を作

り上げるのが，正統的な修得方法である．いわゆる能における「序・破・急」や茶道における「守・破・離」である．形式を身につけずに最初から形式に添わない方法で行うのは単なる偽物である．初心を忘れた初診は誤診につながる．

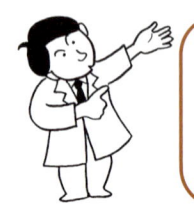

> 研修医は形式に沿った診療を行うべきである．
> 形式は完全に身につけてから形式を破壊すべきである．

最後に，この研修医の第5の問題点は，病歴でpositiveな所見しかとっていなく，negative所見を全く聴取していないことである．前述したように主訴から考えられる鑑別診断および致命的になりうる疾患を考えながら病歴をとるとは，自分の考える診断以外の診断を否定する証拠も収集するということである．したがって，この患者で「発熱」があれば「風邪」や「肺炎」の可能性は高くなり，「気管支喘息」や「心不全」の可能性は低くなる．同様に，身体所見上で「肺音が清明」であれば「風邪」の可能性は高くなり，「異常呼吸音」が聴取されれば「肺炎」「気管支喘息」や「心不全」の可能性が高い．

診断を支持する証拠だけ集めた病歴は思い込みの誤診につながる．診断が客観的に正当であるかどうかは，どれだけ他の診断を否定する証拠を集めたかによる．Positiveな所見だけ集めてくる研修医がnegativeな所見も集められるようになると少しは勉強していると感じるようになる．

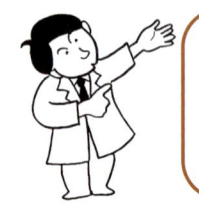

> positiveな所見だけでなくnegative所見も集める．
> 診断を支持する証拠と他の診断を否定する証拠をともに集める．

3　診察が長すぎる

A Case for Generalist

　研修医 C は総合診療外来で，風邪様症状の患者を診察することになった．その患者の主訴は，咳・痰である．この患者の診察をお願いすると，待てど暮らせどこの研修医はいつまで経っても診察が終わらなかった．30 分以上経っているので，たまりかねて携帯電話でこの研修医を呼び出した．
指導医：「一体いつ診察終わるの？」
研修医：「今まだ現病歴聞いてるところです」
指導医：「あとどれくらいで終わるの？」
研修医：「あともうちょっとで終わります」
指導医：「じゃあ，待ってるから早く終わらせて」
研修医：「はい」
　もうちょっとだというので待っていると，さらに 30 分くらいしてやっとこの研修医は診察を終えて帰ってきた．
指導医：「まずカルテ見せて」
研修医：「メモしただけで，まだカルテに記載していません」
指導医：「えー，1 時間以上かけて今まで何やっていたの？」
研修医：「病歴と身体所見とってました…」

　前項の症例と対極にあるのがこのような症例である．学生のときに問診と身体所見は完璧にとるべきだと教えられたのを忠実に実行しているのである．確かに問診と身体所見は十分にとる必要がある．特に研修医のような初学者はそうである．だからといって多忙な外来で「風邪」と思われる軽症患者の診察に 1 時間以上かけられたのではとても外来は回らない．
　前項の症例で，鑑別診断を考えた問題解決型の形式に則った診療が大切であることを述べた．研修医 C はまさにこの診療を行ったのである．大学で教わったとおりの診療を完璧に行ったはずの研修医 C の診療は何が問題であったのであ

Ⅱ　なぜジェネラリスト診療ができないか

ろうか？　以下にその問題点を検証する．

　まずこの研修医の第1の問題点は，外来患者の診療方法と入院患者の診療方法が異なるということを理解していないことである．外来というのは，一度に多くの患者を処理しなければならない．そのためには，必要最低限の問診と診察，そして，検査で診断・治療を行わなければならない*．だから，1人の患者に1時間の問診と診察などあり得ないのである．ところが一方，入院患者の病歴は，入院期間中自分がその患者の受け持ちになるため，入院理由である疾患の診断に至る経緯はもちろん，その他の既往歴などについての情報もすべて把握しておかなければならないので，詳細にとらなければならないのである．大学教育で主に行われている問診と診察の教育は，後者の入院患者を想定している．このため研修医は，超多忙な外来でも入院患者のような詳細な問診と診察を行ってしまうのである．

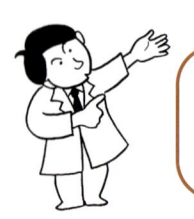

外来の診療と入院の診療は異なる．
外来の診療は簡潔に！入院の診療は詳細に！

＊**研修医の質問**　必要最低限とは何をどこまで聞けばいいか，指標となるものはありますか？救急外来で忙しくしているときに，つい，「あぁ，聞いとけばよかった」と思い出すことがあります．
回答　何をどこまで聞くという基準となる指標はありません．診断・治療・マネジメントに必要十分な情報があればよいのです．何年経っても聞き漏らしはあります．そういう時は，検査や治療しながら，後から思いついた質問を追加します．

> 次にこの研修医Cにこの患者のプレゼンテーションをさせた．すると，驚くことに病歴はすべての項目について詳細にかつ完璧にとられていた．そして，身体所見に至っては主訴の「咳・痰」の鑑別診断とほぼ関係がない神経学的所見も完璧にとってあったのであった！結局この患者のプレゼンテーションを終了するのに約30分を費やした．

この研修医の第2の問題点は，必要で十分な診察ということを理解していないことである．鑑別診断を考えた問題解決型の形式に則った診療は大切だが，問診と診察で明らかに「風邪」であればそのような軽症患者に時間をかけることは無駄である．この研修医の病歴は十分であったが，診断とマネジメントに不必要な情報が数多くあった．祖父が癌で長期間入院して他界したこと，職場の上司がうるさくストレスがたまっているとか，趣味はアニメなどの情報である．これらの情報はこの患者の場合直接診断にもマネジメントにも関係しない．また，髄膜炎などの合併を疑っていなければ取り立てて詳細に神経学的所見を採る必要もない．これに対して，前項の「2 問診も診察もできない」の症例の研修医の病歴は不十分であったと言える．

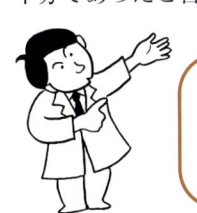

> 問診と診察は必要十分性を考える．
> 患者の重症度に合わせて病歴の長短を決定する．

このように完璧な病歴を研修医がとる理由の一つは，大学で完璧な病歴をとるほどよい評価を受けるという事実が影響していると著者は推測する．確かに短い病歴よりも長い病歴の方がまじめに病歴をとっている印象を与える．そして，短い病歴よりも長い病歴のほうが診断に必要な情報を網羅して

Ⅱ なぜジェネラリスト診療ができないか

いる印象を与える．しかし，実際はそうではない．病歴の長短は患者の重症度に合わせて決定すべきである．「過ぎたるは，なお及ばざるが如し」[注]なのである．

第3の問題点は，プレゼンテーションのときこの研修医は収集した情報を処理しないで情報をすべてそのまま伝達している点である．この研修医は，プレゼンテーションとは自分が収集した情報を取捨選択して診断の流れが明確になるように再構成して，聞き手が理解しやすいように呈示するものであるということを理解していないのである．だから，この研修医はこの患者のプレゼンテーションを行う際に，自分が収集したすべての情報を羅列して述べてしまったのである．前述した祖父が癌で長期間入院して他界したこと，職場の上司がうるさくストレスがたまっているとか，趣味はアニメなどの情報は，病歴のとき聴取しても間違いではない．しかし，この患者の「風邪」という診断の文脈には直接関係のないことである．

病歴聴取のとき鑑別診断を考えながら問診をするので，結果的に不必要な情報まで聴取してしまうこともある．しかし，プレゼンテーションするときには患者の診断に不必要な情報は思い切って捨てるべきである．もっとも病歴を聴取し

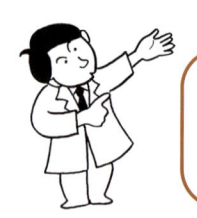

> 収集した情報は，診断の流れが明確になるように処理する．
> 情報を取捨選択する．

[注] 過ぎたるは，なお及ばざるが如し
　行き過ぎは足りないのと同じであるということ．義務教育で誰しもが習っているはずの論語の言葉．「過ぎ去ってしまったことはどうしようもない」という意味で勝手に誤用している人がいるので注意が必要である．

3 　診察が長すぎる

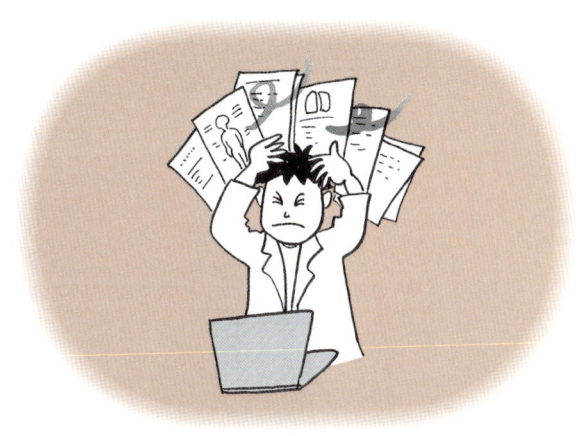

情報を取捨選択して処理することができない

ている研修医が自分で何をどう診断しているのかわかっていなければ，情報を捨てることも取っておくこともできないのだが…

> やっと長〜〜〜〜いプレゼンテーションが終わった．次に今プレゼンテーションした病歴を研修医Cにカルテに記載させた．すると，カルテ記載を終了するまでさらに1時間以上かかった！これだけ時間をかけたのだから，よほど立派なカルテができあがったかと思ってカルテを見ると，汚い字で誤字・脱字だらけであった．

これは「国語力」の問題である．ここまで来ると，超多忙な臨床の現場でこんなことまで教えなければならないのかと

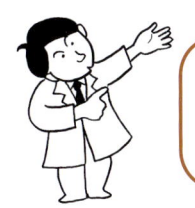

自分の所有する情報や思考内容を，自由自在に話し言葉や書き言葉で表現する言語能力が必要である．

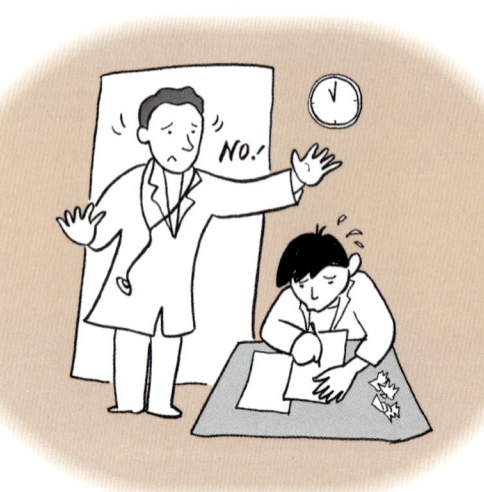

Ⅱ なぜジェネラリスト診療ができないか

「風邪」の患者の診察に午前中いっぱいかける！

思う．研修医Cには「国語」の授業が必要なのかも知れない．
　結局「風邪」の患者一人診るのに午前中一杯かかってしまった．誰もこんな研修医の面倒を見たがらない理由がよくわかる．

4　病歴聴取のフォーカスがずれる

A Case for Generalist

　研修医Dは，総合診療外来で腹痛の女性の診察を依頼された．その研修医は約20分くらいして，問診と身体診察を終了し，カルテもちゃんと記載して，帰ってきた．その患者のプレゼンテーションをさせると，そのプレゼンテーションも問診と診察の形式に沿って必要十分に見えた．
指導医：「それじゃ，診断は何を考えるの？」
研修医：「えー，わかりません…」
指導医：「この患者さんの産婦人科歴は？」
研修医：「えっ，聞いてませんでした」
指導医：「腹部手術とか受けたことあるの？」
研修医：「えっ，それも聞いてませんでした」
指導医：「下痢とか便秘は？」
研修医：「えっ，それも聞いてませんでした」
指導医：「それじゃ，診断しようがないよね」

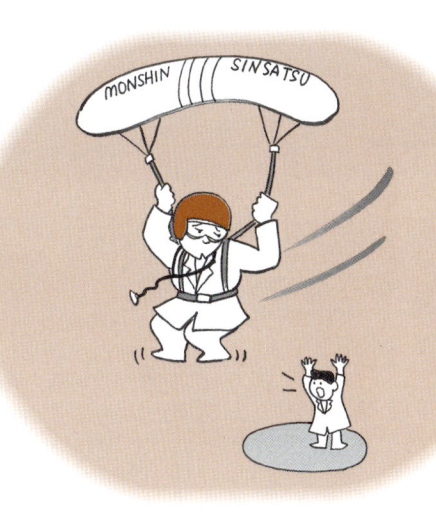

病歴聴取のポイントをはずしてしまう

Ⅱ なぜジェネラリスト診療ができないか

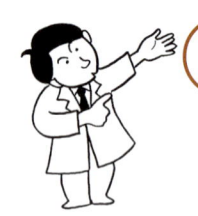

> 問診と診察はポイントを絞って行う．

　この研修医 D は，問題解決型の形式の則った問診と診察を行い，自分の得た情報を自分なりに取捨選択して，それなりにプレゼンテーションすることができた．しかし，この研修医の問題点は，病歴聴取のフォーカスがずれていることである．

　女性の患者の腹痛であるので，鑑別診断には産婦人科疾患が考えられる．それならば，必ず産婦人科歴を聴取しなければならない．過去に腹部手術を受けていたがイレウスなどの可能性もある．消化管疾患を考えるならば，嘔気・嘔吐・下痢や便秘の症状を聴くのはあたりまえである．いくら問題解決型の形式に則った問診と診察を行っても，ポイントをついていなければ診断を絞ることはできないのである．

5　問診と身体診察で診断を断定してしまう

A Case for Generalist

　研修医 E は総合診療外来で頭部打撲の 70 歳の女性を診察した．問診と診察を手短に終え，プレゼンテーションも簡潔でポイントをついていた．
指導医：「じゃあ，次どうする？」
研修医：「頭部にひどい挫創などもないし，神経学的に大きな異常がないので，『頭部打撲』の診断で返そうと思います」
指導医：「患者さんはどうして欲しいって言ってるの？」
研修医：「『頭の中が心配だから CT 撮ってくれ』って言ってます．」
指導医：「じゃあ，どうする？」
研修医：「大丈夫だって説明して帰そうと思います．」
指導医：「『患者さんが CT 撮って欲しい』って言ってるし，65 歳以上の頭部打撲は原則として頭部 CT の適応だから頭部 CT を念のために撮ってみたら…」
　頭部 CT で軽度の外傷性クモ膜下出血が確認された．

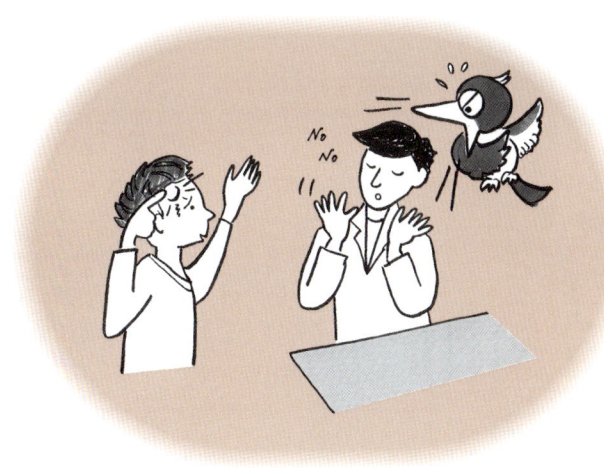

直観的に診断し，器質的疾患を完全に否定してしまう．

Ⅱ　なぜジェネラリスト診療ができないか

　この研修医 D の問題点は，問診と身体診察で診断を断定して，他の傷病を否定するための必要な検査を行わなかった点である．問診と身体診察はあくまでも診断を絞るためで，診断が確定されるわけではないのである．もちろん日常の診療で問診と身体診察だけでそれ以外に特別な検査をせずに診断を行い治療することも多々ある．しかし，このような診療を行う場合は原則として，仮に診断が他の診断であったとしてもマネジメントが変わらない場合，および，もしも診断が間違っていたとしても後から症状増悪した場合に，再診してもらえば取り返しがつく場合である．

　「風邪」の患者にわざわざ胸部単純 X 線検査を行わないことが多い理由は，仮にほんとうの診断が軽度の肺炎であったとしても抗菌薬投与なしでも自然軽快する可能性が強いこと，そして，もしも軽度の肺炎が増悪した場合にあらかじめ患者にその可能性を説明して再受診してもらいそのときに胸部単純 X 線検査を行って確定診断をつけてから抗菌薬投与を行っても遅くはないからである．

　この患者の場合，診断が頭部打撲と外傷性クモ膜下出血では明らかにマネジメントが異なる．患者は自分の頭の中が大丈夫か知りたくて来院したのであるので，これだけでも頭部 CT 撮影の適応となる．患者が大丈夫そうに見えるからという理由で，直感的に診断し器質的疾患を完全に否定してしまう，この研修医 E の頭の中が心配である．

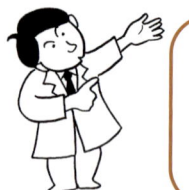

> マネジメントを変える疾患や致命的な疾患は，問診と身体診察（人証や状況証拠）だけでなく，原則として客観的検査（物的証拠）で否定する．

6　形式に沿った診察しかできない

A Case for Generalist

　総合診療外来に突然の左側腹部痛の患者が来院した．研修医Fはこの患者を診察することになった．この患者は左横腹を手で押さえて，冷や汗を流して痛みで悶え苦しんでいた．研修医Fはこの患者に問診を始めた．

研修医：「どこが痛いんですか？」

患者：「どこって横腹だよ．見ればわかるだろ！この痛み何とかしてくれ！」

研修医：「どんな風に痛いんですか？」

患者：「メチャクチャ痛いんだよ！とにかく何とかしてくれよ！あんた医者だろ！」

研修医：「診断がつかないと痛み止め使えないんですよ．それまでがんばってください」

　見かねた指導医が横から助け舟を出した．指導医が患者の左腰部を叩打すると典型的な叩打痛があった．

指導医：「尿管結石だよ．先に痛み止め使おう．痛み治まってからゆっくり問診して」

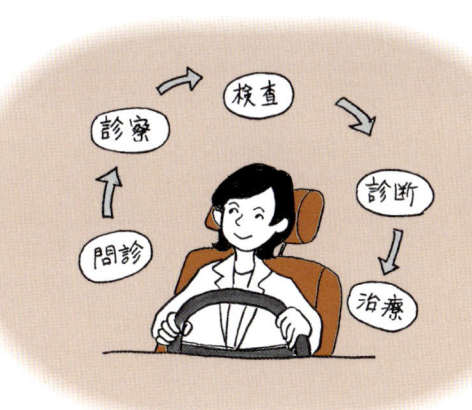

順序に沿ってしか診療できない

Ⅱ　なぜジェネラリスト診療ができないか

　この研修医Fの問題点は，形式に沿った診察しかできずに，患者の病状に合わせた臨機応変な対応ができなかった点である．前述したように鑑別診断を考えて問題解決型に形式に則った診療を行うのは初学者にとっては非常に大切である．しかし，この患者のように緊急性がある患者では，その原則を破って先に治療しなければならないのである．

　もっとも研修医は学生時代から，

　主訴→問診→診察→検査→診断→治療→マネジメント

の順で診療を行うように指導されているので，指導医のように検査と治療から先にするように体が動かないのは致し方ないことである．このような緊急性のある症例は，前述した能の「序・破・急」や茶道の「守・破・離」の第2段階である「破」の段階のものが扱うべき症例である．したがって，形式を徹底的に身につけるべき「序」や「守」の段階にある研修医1年目には，著者はこのような症例は単独で診療させないようにしている．そのほうが，学ぶ側である研修医も頭が混乱することもないし，患者が無益な苦しみを蒙らなくて済むからである．しかし，学生や1年目研修医でも，緊急性がある場合には検査や治療から先にするということは知っておくべきである．

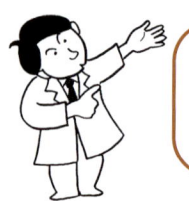

> 緊急性のある患者には，診療の形式に頑なに沿う必要はなく，検査や治療から診療を始めるべきである．

7　採血ができない

A Case for Generalist

> 総合診療外来に徒歩で胸痛の患者が来院した．1年目研修医Gは，胸痛の患者を診たら「急性心筋梗塞」を否定するのが鉄則であるということを学生時代に習って覚えていた．そこで，彼はすかさず心電図を採ると，Ⅱ，Ⅲ，aV$_F$でSTが上昇していた．彼は速やかに指導医を呼んでこういった．
> 研修医：「胸痛の患者さんで心電図でⅡ，Ⅲ，aV$_F$でSTが上昇しています．心筋梗塞だと思います」
> 指導医：「そうだね．じゃあ，血管確保が必要だから，採血と点滴をお願いできる？」
> 　研修医は採血と点滴を試みたが，何回か行っても成功せずに，結局指導医が採血と点滴を確保した．

　この研修医Gの問題点は，胸痛の患者を見て心電図をとるということはできたが，採血と点滴という手技ができなかった点である．この研修医のように緊急性がある患者には，検査と治療を優先させることはわかっていても，実際に採血と点滴という手技が実行できなければ何も進まない．

　能や武道で「心・技・体」が求められるように，臨床の現場でも思考過程に「手技」という実技が伴わなければ患者を救えないのである．緊急のときに一発で血管確保をするというのは熟練がいる．だから，研修医にも採血と点滴が単なる雑務と考えずに，できるだけ多くの経験を積んで熟練して欲しいものである．

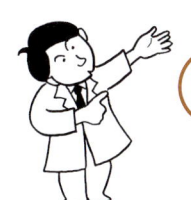

診療には「心・技・体」が求められる！

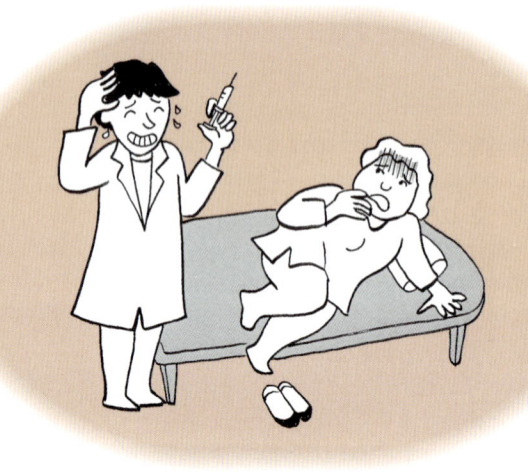

Ⅱ　なぜジェネラリスト診療ができないか

採血ができない

A Case for Generalist

　また，同様の症例でこんな研修医もいた．胸痛の患者に心電図を採り，その結果から急性心筋梗塞を疑った．採血と点滴を行って，循環器内科専門医をいち早くコールした．研修医は完璧なマネジメントをしたと思って，循環器内科医を待っていた．
　循環器内科医が到着すると，胸痛が持続する患者の横で研修医は学生と世間話をしてゲラゲラ笑っていた．
循環器内科医：「ニトログリセリンは舌下した？」
研修医：「いいえ，まだです」
循環器内科医：「酸素マスクは？」
研修医：「いえ，忘れてました」
循環器内科医：「待ってる間，何やってたんだ！」

　この研修医は緊急患者に対して心電図と採血・点滴という最低限の処置はできている．しかし，この研修医の第1の問題点は最低限の処置と診断で止まってしまったことである．

7　採血ができない

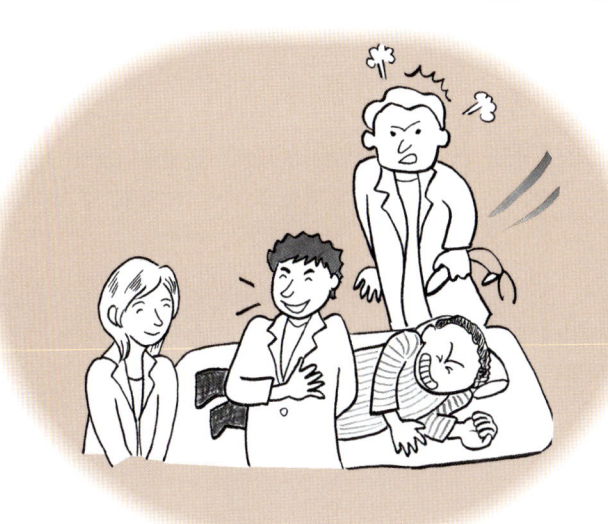

最低限の処置と診断で止まってしまう

確かにこの研修医にとっては，最低限の処置と診断を自分で実行したというのは達成感があったに違いない．しかし，この最低限の処置は看護師でもできる処置であって，循環器内科医からみれば何もほめるに値しないことなのである．循環器内科医が到着するまでにまだ時間があれば，最低限の処置をした後にもう一度主訴から問診を取り直すこともできたし，ニトリグリセリン舌下や酸素マスク投与などの治療も開始できたはずである．それが，この研修医はもう自分の役目は終わったとばかりに，胸痛の症状が持続する患者を横目に学生と談笑していたのである．循環器内科医は怒り心頭に発していた．研修医に限らず，総合診療医や救急医などのプライマリ・ケア医が専門医の怒りを買う原因の一つにはこういった理由がある．

また，診療が診断で止まって治療にまで結びつかないもう一つの理由として，ジェネラリストが疾患体系を理解してい

Ⅱ　なぜジェネラリスト診療ができないか

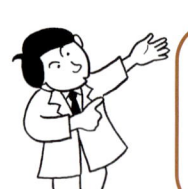

> 緊急性のある患者には最低限の処置をしたら,速やかに主訴から始まる問診などを行って診療に必要な情報を収集する.診療は診断で止まらずに治療までする.

ないことがある.問題解決型の診療も必要であるが,それに各科の疾患体系が結びつかないと,なかなか治療まで結びつかないのである.

8 軽症でもすぐに専門医を呼ぶ

A Case for Generalist

> 研修医 H は総合診療外来で手の指を打撲した患者を診察した．問診と診察を行って単純 X 線検査で末節骨に線状骨折があるのを発見した．末節骨線状骨折を自分で診断した研修医はすかさず整形外科医をコールした．そこに指導医が通りかかった．
> 指導医：「何の患者さん？」
> 研修医：「末節骨線状骨折の患者さんで，整形外科の先生を呼びました」
> 指導医：「この程度の骨折なら添木を巻いて明日整形外科外来受診でいいよ」

この研修医は鑑別診断を考えて問題解決型に形式に則った診療を行い「末節骨線状骨折」という診断をすることができた．そして，その「末節骨線状骨折」は整形外科疾患である．

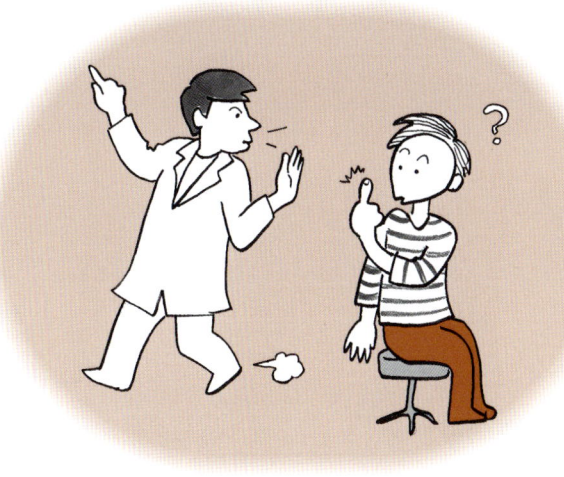

軽症患者でも専門医をすぐ呼んでしまう

Ⅱ なぜジェネラリスト診療ができないか

しかし,緊急に整形外科医をコールするほどの緊急疾患ではないはずである.この研修医は「専門疾患はすぐに専門医を呼ぶ」という考えに取り付かれて,自分でその疾患の緊急性の判断もせずに反射的に整形外科医をコールしたのである.

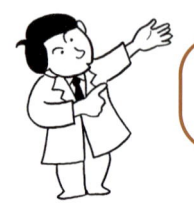

> コンサルテーションは緊急性を考えて行う.

9　なんでもコンサルテーションする

A Case for Generalist

> 研修医Ｉは，救急外来で失神の主訴で救急車搬入された患者を診療した．問診・身体診察・検査の結果，迷走神経反射を疑った．独歩帰宅可能だと考えたが，念のため循環器内科専門医にコンサルテーションして，循環器的に問題がないことを確認し，その後，神経内科医にコンサルテーションして，神経内科的に問題がないことを確認して，帰宅させた．

　このような軽症患者でも念のために専門医にお墨付きをいただいて患者を帰宅させるというのは，「研修医」ならば何の問題もない．しかし，問題なのは「研修医」を卒業してからもこのような「責任転嫁」医療を続けるジェネラリストが多いことである．総論でも触れたように「自立的診療」が研修医を卒業してもできないままでいるのである．

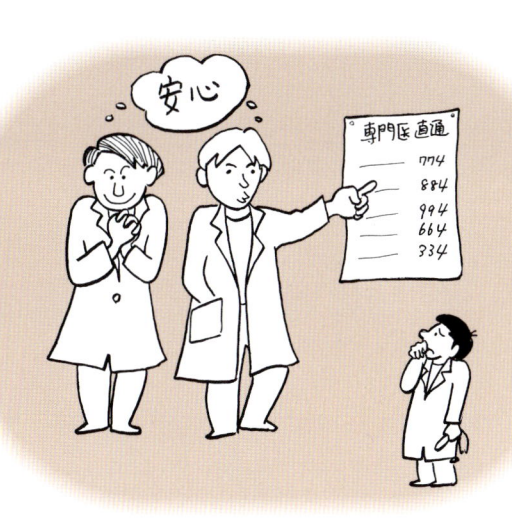

自立できないで専門医ばかり呼んでしまう

Ⅱ　なぜジェネラリスト診療ができないか

　自分で意思決定ができずに何かあると何でもコンサルテーションする総合診療医や救急医，少し患者の状態が悪いとすぐに救急車で救急病院に患者を転送する開業医，訴訟が怖いので何でもかでも専門医を呼ぶ風潮．

　ジェネラリストがもう少し自分の診療範囲を広げて，無意味な「念のためコンサルテーション」を削減しない限り，病院はわざわざ人件費が重なるジェネラリストを雇用する意味がない．また，ジェネラリストの存在によって，専門医の職務が削減されず，かえって専門医の職務が増える結果となってしまうのであれば，それはジェネラリストの自殺である．

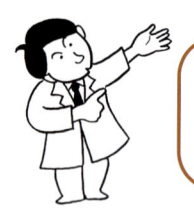

> 自立したジェネラリストは，無意味なコンサルテーションや患者の転送を避けるべきである．

10　よく理解しないで鵜呑みにして行動する
A Case for Generalist

> 研修医Jは，冬のインフルエンザ・シーズンに総合診療外来で，発熱の患者を診療していた．この研修医は数多くいる発熱の患者全員に，血液培養を2セット採っていた．

　この研修医Jは，内科をローテーションしているときに，発熱の患者では菌血症になっている可能性があるので，抗菌薬を投与する前に血液培養を2セット採取することが大切だと習った．確かにその通りである．しかし，これはまず菌血症を疑わせる発熱患者についてである．研修医Jが診療している患者はほとんどインフルエンザ疑いで，細菌による菌血症の可能性は少ない．もしもあったとしても菌血症ではなく，インフルエンザによるウィルス血症である．ウィルス血症の患者に血液培養を採取しても結果は陰性のはずである．また，「発熱⇒血液培養」というのは基本的に入院患者についてである．この研修医Jも外来患者と入院患者のマネジメントの違いを理解していないのである．

　ここで，インフルエンザでも敗血症性ショックになって死亡することもあるから，血液培養が必要であると言われるかも知れない．確かにそのような症例もある．しかし，そのような症例はごくまれであり，インフルエンザなどのウィルスによる敗血症性ショックは，細菌性ショックとは異なり，数時間内に急激に進行する可能性は低く，通常何日間かのうちに進行する．したがって，このような可能性を患者に説明して，改善しない患者だけ改めて再診してもらい，入院適応があればその時点で初めて血液培養を2セット採取すればよいのである．インフルエンザには，抗インフルエンザ薬を投与することはあっても，通常細菌に対する抗菌薬は投与しないので，再診時に血液培養をとることは無駄にはならないので

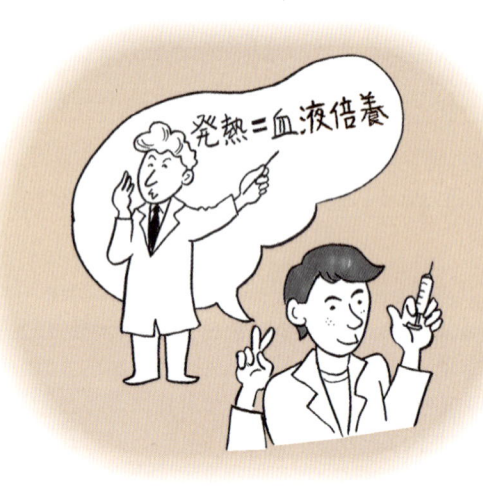

Ⅱ　なぜジェネラリスト診療ができないか

発熱＝血液倍養

すべての発熱患者に血液培養をとる

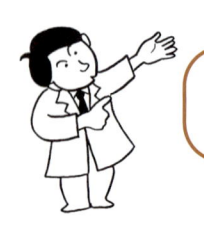

絶対なものはない＝相対性原理
すべての原則には必ず例外がある．

ある．

　何かの処置を学習するときにはここまで理解して学習してほしいものである．この研修医の問題点は，ものごとを深く理解せずに鵜呑みに行動している点である．こういうことは研修医に限らずにすべての人によく見受けられる．

　上の先生の言ったことが絶対だと思う人．上の先生は研修医よりも経験があるのだから，言うことは正しいはずである．しかし，上の先生も所詮は一人の人間である．間違うこともある．記憶違いもある．正しい可能性が高いだけである．

　EBM が絶対だと思う人．口を開けると何かと「エビデンスはあるのか？」という人もいる．そもそもエビデンスで有

10 よく理解しないで鵜呑みにして行動する

効であると証明された診断や治療などほんの一部である．それ以外はほとんどエビデンスで有効であると示されていないし，実際にエビデンスを示すための比較試験も行われていない．そもそも，人は生きることに意味があるというエビデンス自体ないではないか！

　紙に書いてある知識が絶対だと思う人．印刷された文章は話された文章よりも正しいという印象を与える．紙に書いてあることにも間違いはあるし，また，紙に記載されていない重要なこともたくさんある．そのことは自分で本を書いてみればよくわかる．

11　コンサルテーションのタイミングを間違う

A Case for Generalist

> 研修医 K は，できる研修医として有名であった．彼は救急外来で胸痛のため独歩来院した患者を診療した．心電図をとり，採血・点滴をして，胸部単純 X 線写真を撮影し，また，問診と身体診察を行った．心電図で大きな所見はなく，背部痛があったため，急性心筋梗塞も考えたが，急性大動脈解離を否定することが重要と考え，自分で体幹造影 CT をオーダーした．そして，体幹造影 CT で急性大動脈解離を否定してから，循環器内科医をコールした．
> 循環器内科医：「先に CT 撮ったの？　どうしてもっと早く呼んでくれなかったの？」
> 研修医：「臨床的に急性大動脈解離が疑われたので先に CT 撮りました…いけなかったですか？」

　この研修医 K が，自分で急性大動脈解離を否定するために CT を撮影した理由は，急性心筋梗塞疑いですぐに緊急カテーテル検査に行った胸痛の患者で，急性大動脈解離の診断が遅れてしまったために，死亡してしまった症例をつい最近経験していたからである．彼は「胸痛⇒心臓カテーテル検査」と反射的に診療を行う循環器内科医の診療に疑問をいだき，循環器内科医が心臓カテーテル検査に患者を連れて行く前に，急性大動脈解離を否定するのがジェネラリストとしての自分の役目だと感じていたのである．

　確かにこの研修医が感じたように自分が完璧と思われる診療を行って，その患者を専門医に引き継いでも，その後その患者が死亡してしまうのは非常に残念なことである．しかし，この研修医は医師の職務はチーム・プレーであるということを再認識すべきである．もしも彼が「胸痛⇒心臓カテーテル検査」と反射的に診療を行う循環器内科医の診療に疑問をいだき，診断で急性大動脈解離を疑うのならば自分で勝手

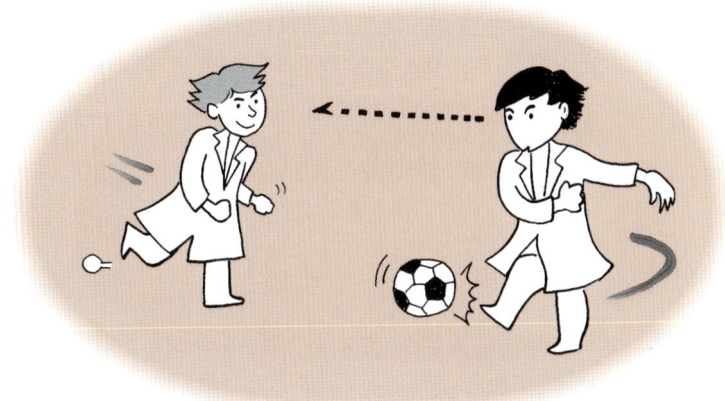

11 コンサルテーションのタイミングを間違う

コンサルテーション（＝パス）のタイミングは難しい！

に体幹造影 CT を撮影するのではなく，循環器内科医をコールしてから一緒に急性大動脈解離の可能性がないのかを検討すればよいのである．

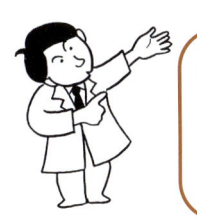

> 医師の職務はチーム・プレーである．コンサルテーションは球技のパスのようなものである．絶妙なタイミングで行うこと．

　球技でボールを持ちすぎても，持たな過ぎてもいけないように，コンサルテーションのタイミングは難しい．

Ⅱ なぜジェネラリスト診療ができないか

12 患者が急変するとパニックになる

A Case for Generalist

> 研修医Lは,総合診療外来で頭痛の患者を診察していた.頭痛の患者を問診中,突然その患者は倒れて心肺停止状態になった.余りにも突然の出来事に研修医Kは呆然として何もできなかった.

　頭痛の患者が突然心肺停止になるのは,診断がクモ膜下出血である場合である.このように患者の病態が急変するのは,何もクモ膜下出血だけではない.どんな患者も突然病状が急変することがある.だから,医師は平生からこのような緊急事態に対して心の準備と蘇生法をいつでも実施できるような技能を身につけておくことが必要である.

　これは,何も研修医だけでなく指導医についても言えることである.指導医の中にも患者が急変するとパニックになる

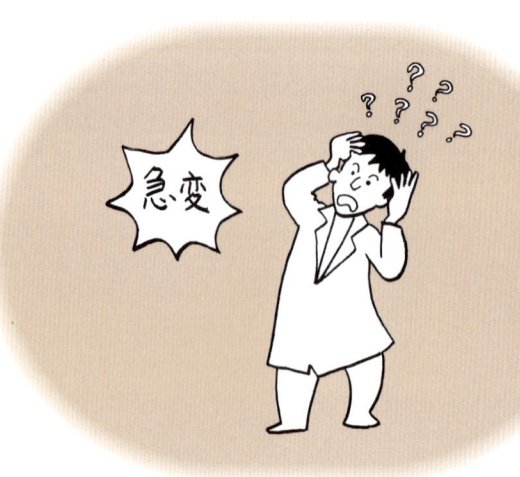

不測の事態に呆然としてしまう

12 患者が急変するとパニックになる

人もいる．そういう人がれっきとして蘇生法のインストラクターとして蘇生法を研修医に指導していることもある！

考えるが行動できない人，行動するが考えられない人，様々である．しかし，どんな状況でも，考えながら行動する必要がある．

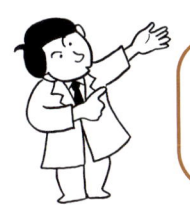

> どんな不測の事態にも「平静の心」を忘れない．
> 考えながら行動する．

Ⅱ　なぜジェネラリスト診療ができないか

13　人に助けを求めない

A Case for Generalist

　研修医Mは，学生時代からトップの成績でその博学ぶりは有名であった．患者の診療もほぼ完璧で定評があった．そんな彼が救急外来で突然発症した呼吸困難とstridorの患者を診察した．患者は異物を飲み込んだわけでもなく，感冒などにもかかっていなかった．研修医Lはとりあえず喉頭浮腫として治療を開始したが一向に改善せずに一人悩んでいた．そこに指導医が通りかかった．
指導医：「どうしたの？」
研修医：「喉頭浮腫の患者さんで，ボスミンやステロイドでも改善しないんです…」
指導医：「既往歴は？」
研修医：「一回心療内科にかかった程度です．」
　指導医は病歴を見て患者を診察した．
指導医：「パニック発作でしょ．ホリゾン筋注しなよ」
　患者はホリゾン筋注で劇的に改善した．

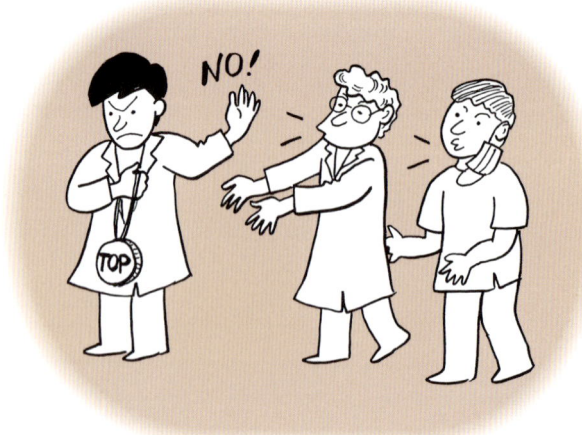

かたくなに自分一人で診療しようとする

13 人に助けを求めない

　どんな優れた医師でもすべての疾患について精通することは不可能である．わからないときには素直に助けを求めよう．研修医の初めの頃は人に助けを求めることが素直にできたが，だんだん経験を積んで自信がつくと逆に人に助けを求めなくなる．医師を長年やっていても，いつまで経っても知らないあるいは経験しない疾患はあるものである．

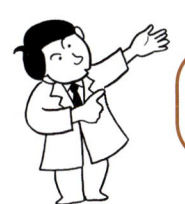

> 自分の手を超える患者のときには素直に助けを求める．

まとめ

　以上典型的な間違いを列記した．正確にかつ適切に診療するのは何と難しいことか！　医師として永遠の課題である．

参考文献
1) オスラー　著，日野原重明，仁木久恵　訳．平静の心—オスラー博士講演集，改訂増補版，医学書院，2003

III

ジェネラリスト十景

(1) 背景:ジェネラリストが求められる時代がやってきた
(2) プロローグ:ジェネラリストの医師像
(3) 十景:ジェネラリストの活躍の「場」

地域医療の現場で:

第1景 家庭医の診療1
　へき地・離島の診療所で働く医師
第2景 家庭医の診療2
　田園型コミュニティの診療所で働く医師
第3景 家庭医の診療3
　都会の診療所で働く医師
第4景 家庭医に求められる役割1
　地域連携・在宅医療・緩和ケア
第5景 家庭医に求められる役割2
　地域密着型急性期病院勤務医

病院医療の質的向上を目指して

第6景 病院総合医の役割1
　診療(総合外来と総合病棟)
第7景 病院総合医の役割2
　教育〔研修医と学生(卒前・卒後)〕
第8景 病院総合医の役割3
　研究(EBM/診療ガイドラインと臨床研究)
第9景 病院総合医の役割4
　マネジメント(安全管理/地域医療連携)

臨床医の枠を超えて

第10景 医療システム(制度)への関心
　公衆衛生(予防医学・健康増進)/国際保健/医療行政

Ⅲ　ジェネラリスト十景

1　背景：ジェネラリストが求められる時代がやってきた

　新しい千年紀に入って，わが国の医療界を取り巻く環境の変化はますます加速し，対応に追われる医療現場には焦燥感，疲弊感が蔓延している．医療安全が喫緊の課題として取り上げられる中，臨床研修必修化がトリガーとなって，産婦人科，小児科，麻酔科など，特定の診療科や僻地・地方都市の医療現場で医師の偏在と不足が一挙に顕在化し，これまで地域コミュニティを支えてきた中小病院が相次いで閉鎖に追い込まれている．

　保健・医療の制度や政策に関わる識者の多くは，これまで，説明責任や透明性を軸に展開される変革の動きを，現場の苦痛を伴いつつも，健康概念の世界的転換を背景とする新しい医療システムに向かっての歴史的潮流と理解してきた．しかし，わが国の場合，医療費（特に病床数）の抑制と市場原理の導入を求める外圧が政策決定の選択肢を狭め，誰もが明確なグランドデザインを描き切れないまま，古い制度が音を立てて崩壊しつつあり，医療界は明らかに混迷の相を示している．

　世界的にも，保健医療問題（飢餓や疫病，母子保健のほか，生活習慣病や高齢社会特有の問題も含め）は，地球温暖化などとともに人類が国境を越えて対応すべき課題であるが，わが国の場合，問題を一層複雑にしている要因として，
　1）他国に例を見ない急速な少子高齢化
　2）伝統的な家族構成の崩壊と社会的紐帯の衰退
　3）地方都市やその周辺における地域社会構造の変化
　4）医療技術革新と巨大な製薬企業・医療機器産業の役割
　5）メディア主導の世相と医療の成果への過大な期待
　6）十分な社会的信認を得られない医療専門職能団体
　7）長期ビジョンが不透明な医療行政と医療制度
などが挙げることができよう．わが国の医療界が挙げてこれらの課題に対処するには，あるべき医療システムと医師像，医師養成のあり方を「根本」から問い直さねばならない．

1 背景

ジェネラリストの源流

今日の危機,特に地域医療をめぐる諸問題の「元型」は,実は,既に戦後の高度成長が成熟しつつあった昭和 30 (1955)～40 (1965) 年代に,過剰な大病院・技術志向として現れていて,これを憂えた一部の識者は,その当時から,「全人医療」などをキーワードに,ヒューマニズムに基づくプライマリ・ケアの復権を訴えている.このような動きの中で,良心的な実地医家を中心に日本プライマリ・ケア学会が結成され,患者の心理社会的側面を重視した診療,多職種が協力して実践するチーム医療等の考え方が徐々に浸透していった.その後,米国で家庭医療の研修を終えて帰国した若いリーダーたちを中心に,プライマリ・ケアの理想像としての家庭医療 (Family Practice) 普及の動きに弾みがつき,1990 年代初めには家庭医制度のわが国への導入が検討されたが,従来からの開業医制との整合性が問題となり,実現に至らなかった.

一方,今日用いられる意味で「総合診療」の名称を最初に掲げたのは,天理よろづ相談所病院 (1976 年) であるが,1980 年代に入って大病院における過度の臓器別専門診療の弊害はますます明らかとなり,川崎医科大学,佐賀医科大学(当時)を皮切りに続々と総合診療部が設置された.国立病院をはじめとする多くの研修病院もこれに続き,1993 年には総合診療研究会 (現・日本総合診療医学会) 設立に至っている.

患者の相談役・代弁者（アドボケート）として

再生医学や遺伝子治療への期待とは裏腹に,人々の間には,メタボリック・シンドロームや癌,老後の生活など,身近な健康問題についての不安が広がっている.人々は最先端の医療技術を提供してくれる専門医だけでなく,巷に溢れる健康情報を選り分け,漠然とした体調不良などの症状に耳を傾け,かつ診断の道筋をつけるなど,患者の気持ちを汲み取り,患者の立場を代弁してくれる「相談相手」としての医師＝ジェネラリストを求めている.まさに医療の再生はジェネラリストの活躍如何にかかっているといえよう.

2 プロローグ：ジェネラリストの医師像
―ジェネラリストとはどのような医師を指すのか？

　ジェネラリストとはいわゆる専門医（＝スペシャリスト）と相補関係にある医師の総称であり，日本語としては「総合医」と呼称するのが最も自然であろう．臨床実践の基本を一文に凝縮すると，「コミュニケーションを重視した患者中心のチーム医療と科学的根拠に基づいた安全で質の高い医療の提供」と表現できるが，ジェネラリストは「診療の場」にかかわらず，広い視野に立って患者・家族の相談相手となることに力点を置き，「技」に立脚する専門医と役割を分担する．医師には古来さまざまの顔（呪術師，侍従，カリスマ，科学者など）があるが，その特徴を下に示した．

　広い意味での総合医を「ジェネラリスト」とする理由は，現在，「認定総合（診療）医」，「標榜総合科」などの用語が異なる意図を持って使われ，混乱しているからであるが，議論の縺れをほぐす鍵は，ジェネラリストに共通するコア・バリューと，異なる診療の「場」という2つの討論の軸を明確にすることにある．ひと口に「ジェネラリスト」といっても，診療の「場」によって個別の医療ニーズは異なり，必要な知識・技能にも違いが出てくる．ここでは，ジェネラリストを，

①地域のジェネラリスト＝「家庭医」
②大学病院・研修病院のジェネラリスト＝「病院総合医」

と大きく2つに分け，その活躍の情景を「場」毎に略述する．

	スペシャリスト	ジェネラリスト
専門「知識」＋	「技」が決め手	通い合う「心」が鍵
仕事のスタイル	職人／工芸家 artisan または craftsman	相談相手／代弁者 counselor または advocate
臨床現場の不確実性に対して	ともに1つの可能性に賭ける	宙吊り状態をともに耐える

2 プロローグ：ジェネラリストの医師像

ジェネラリストのコア・バリューと医療のプロフェッショナリズム

　近年，冒頭で述べた医療界の混迷に直面して，良心的な中堅ジェネラリストの間でプロフェッショナリズムについての議論が拡がりつつある．医療事故報道を通じて拡大する社会的な医療不信と一般国民の持つ偏った医師像，日々の診療で実感する医師患者関係の変化を目の当たりにして，改めて医師としての価値観（コア・バリュー）と社会の中での医師の役割・使命（mission）について問い直そうとの機運がジェネラリストの間に高まっているのである．

　プロフェッショナリズムとは，高度の専門的知識，特殊な訓練，高い倫理性を要求される特別な職能を担う者が，個人であれ，団体であれ，社会に奉仕する自らの職務に対する誇りや責任感を自覚するとともに，それを行動や言動を通じて社会に示すことを指す．

　「profess」という動詞の原義は，神の前で厳粛に誓う（信仰を明言する）ことであり，そこから公衆の前で誓う（公言する）という意味が派生した．したがってプロフェッショナリズムには，自らの職分において公共の利益を最優先して利他的（altruistic）に行動するだけでなく，自らの使命（mission）について「公に言明する」ことも含む．更にもう一歩踏み込んで価値の実現に向かって辛抱強く社会に働きかける（negotiate する）役割を期待する場合もある．医療の領域では高度の医学知識や診療技術，患者・家族の信頼に応えることのできる豊かな人間性や高い倫理性に加えて，医療の社会的使命を実現するために社会の中でリーダーシップを発揮する積極的な姿勢が求められているといえよう．

プロフェッショナリズムの源流＝ヒポクラテスの誓詞

　ルネサンス期から近代に入って欧州で古典ギリシャ世界が見直されるとともに，医学の領域では，ヒポクラテスの「誓詞」が，プロフェッショナリズムの象徴として医学校の宣誓式などで用いられるようになった．「誓詞」は，コス島の医聖

ヒポクラテスに率いられ、医神アスクレピウスに拠って実学的な医術を行っていたギルド的医師集団の掟とでも言うべき文書であるが、師匠に忠誠を誓う、師匠や自分の子弟を無償で教育する、膀胱結石の手術は自分達では行わない、死期を早める薬物は使わないなどの同業組合的な規則に止まらず、患者の福利を第一にする、患者に害を為さない、患者の秘密を守る、貴賤の別なく医療を施すなど、時代を超えて医療者の遵守すべき普遍的な規範が簡潔に示されている.

患者の自己決定権と医療のパターナリズム批判

ところが、20世紀の後半、特にバイオエシックスの勃興した1970〜80年代の米国では、既成の価値観に疑義を呈し、伝統的な専門家の権威をパターナリズムとして批判することが時代の潮流となり、患者の自律性を尊重する自己決定権の考え方が倫理規範の柱とされるようになった。医療現場にはインフォームドコンセントの考え方が定着し、カルテ開示など情報公開と透明性の確保は当然のこととされ、医療機関には組織としての説明責任が日常的に問われるようになった.

最近では、更に論点が深化し、医療者と患者を対立的に捉えがちな「自己決定」論から、患者と医師の関係性を重視したshared decision makingの考えが普及しつつある.

わが国の場合：学術中心主義と物言わぬ臨床医

一方、わが国の場合、医療プロフェッション（職能団体）は明治期以降の近代化の中で帝国大学を頂点とする国家の権威に支えられてアイデンティティを形成してきた。確かにプロフェッションにとって学術的専門性は不可欠の要素ではあるが、患者ケアを第一義的使命（mission）とする専門職能者の集団（ギルド）というよりは学術研究を第一義とする学者集団の性格が強いのがわが国の専門学会の特徴である.

臨床医については日本医師会が「医の倫理綱領」を制定して会員の倫理向上を図ってきたが、具体的な場面での行動規範は必ずしも明確でなかった。一方、大多数の臨床医、特に地域の勤務医が薄給と長時間の過酷な労働も厭わず、営々と

自らの信じる職業規範に基づいて診療に従事してきたことは多くの関係者の認めるところである.残念なのは,多忙な臨床医は社会に向かって情報発信する余裕もなく,医療界の実情が一般国民に伝わっていないことである.

「内省(省察)的実践者」としての専門職像

2005年の日本医学教育学会総会で東京大学教育学部の佐藤学教授が専門職教育に関して講演し,Donald Schonが唱えた「内省(省察)的実践者」としての専門職像を紹介したことが,わが国医療界でプロフェッショナリズムに対する関心が高まる一つの契機となった.Schonによれば,専門職能団体(プロフェッション)自体が変貌する社会に呼応して「学ぶ組織」としての柔軟性を持つべきであるとされる.

また,同様に東京大学の客員教授でもあったトマス・イヌイ教授(ハーバード大学)らにより,「関係性中心の医療」との表現で,医師中心か,患者中心かという対立軸を超えた新しい医師患者関係のモデルが示されている.専門職能団体(プロフェッション)のあり方に関しては学会専門医制度の見直しなどを通じて議論が始まっているが,専門職能団体が社会的信認を得るには,それぞれの職域において強制加入制とし,同僚の助言を受け入れないメンバーに対しては自律的懲罰規定を持つべきであるとする議論が広がりつつある.医療の質向上を推進するには医療職者自身のプロフェッショナリズムへの関心が不可欠の大前提となる.

文献

1) 日本医師会雑誌:シリーズ「知っておくべき新しい診療理念」,連載中
2) Wynia, MK, Latham, SR, et al.社会におけるメディカル・プロフェッショナリズム. N Engl J Med 341:1612〜1616, 1999
3) 日本総合診療医学会学会誌(保存版).総合診療医学―総合診療のcore valueと活躍の場. 2006

Ⅲ　ジェネラリスト十景

「新千年紀の医療プロフェッショナリズム憲章」について

　米国では，1990年代に入って，HMO〔Health Maintenance Organization：直訳すれば健康維持機関；医療費の高騰に歯止めを掛ける目論見で比較的廉価な前払い加入方式の民間医療保険として導入されたが，指定された一部の医療機関しか受診できない，利用できる医療サービスに過度の制限が設けられている（例えば保険会社の許可がなければ救急外来も受診できない），医療機関側は安上がりな医療を行えば行うほど多くの収入を得られる，保険会社の経営者が莫大な収入を得ている，など全国民の怨嗟の的となった〕に象徴される市場原理の行き過ぎがプロフェッショナリズムに対する関心を高めることとなった．2002年には「新千年紀の医療プロフェッショナリズム憲章」が，米欧で同時に公表され，『General Medicine』（日本総合診療医学会の英文学会誌）に憲章の全文が再録された．

　Medical Professionalism in the New Millennium：A Physician Charter. Ann Intern Med 136：243-246, 2002

　この憲章の特徴が，ヒポクラテス以来の「患者の福利」に加え，「患者の自律」と市場主義への危機感を反映して「社会正義」が加わっていることである（3大原理）．続いて，プロフェッショナルとしての十の責務として，

①プロフェッショナルとしての能力に関する責務
②患者に対して正直である責務
③患者情報を守秘する責務
④患者との適切な関係を維持する責務
⑤医療の質を向上させる責務
⑥医療へのアクセスを向上させる責務
⑦有限の医療資源の適正配置に関する責務
⑧科学的な知識に関する責務（科学的根拠に基づいた医療を行う責務）
⑨利害衝突に適切に対処して信頼を維持する責務
⑩プロフェッショナル（専門職）の責任を果たす責務

が，列挙されている（日本内科学会内科専門医部会有志訳）．

ジェネラリストに求められるコンピテンシー：臨床医に求められるコンピテンシー

一方，近年の医学教育改革の動きの中で，医師に求められるコンピテンシー（行動能力）を中心に教育カリキュラムを見直す動きが世界的に広まっている．代表的な提言について，その項目を以下に示した．

因みに ACGME のプロフェッショナリズムの項では，「職業人としての責任を全うし，倫理原則を遵守し，患者集団の多様性に配慮できること」を冒頭に掲げ，尊厳，共感，（人格の）成熟，患者社会のニーズに対応して自分の利益を後回しにすること，患者・社会・職能団体への説明責任，高い水準の維持と研鑽，治療の提供と中止，守秘義務，インフォームドコンセント，医業における倫理原則の遵守，患者の文化背景・年齢・性差・障害への配慮などの事項を列挙している．

【米国】ACGME（卒後医学教育認定評議会）（1999年制定）	【米国】IOM（医学研究所）「医療人教育-質への架け橋」（2003年発行）	【日本】新医師臨床研修制度 行動目標（理念は①人格の涵養，②基本的臨床能力修得）（2004）
①患者のケア ②医学知識 ③実践を基盤とした学習と改善 ④対人及びコミュニケーション技能 ⑤プロフェッショナリズム ⑥システムを基盤とした実践	①患者中心 ②チーム医療 ③EBM ④質と安全 ⑤ITの活用	①患者医師関係 ②チーム医療 ③問題対応能力 ④安全管理 ⑤症例呈示 ⑥医療の社会性

Ⅲ　ジェネラリスト十景

ジェネラリストに求められるコンピテンシー

　ジェネラリストにも上記のコンピテンシーが求められるのは当然であるが，ジェネラリスト特有のコンピテンシーは日本家庭医療学会ホームページに掲載の「家庭医療専門医カリキュラム案（ver.1）」に見ることができる．カリキュラム案には，「家庭医」を特徴づける能力として，
・患者中心・家族志向の医療を提供する能力
・包括的で継続的，かつ効率的な医療を提供する能力
・地域・コミュニティをケアする能力
が掲げられ，家庭医が持つ医学的な知識と技術として，
・健康増進と疾病予防
・幼小児・思春期のケア
・高齢者のケア
・終末期のケア
・女性・男性それぞれに特徴的な健康問題
・リハビリテーション
・メンタルヘルス
・救急医療
などが掲げられている．

　地域に根ざし，患者の心理面，家族・地域社会・職場等の社会関係面，健康増進など予防医学的アプローチなどがその特徴といえよう．

　一方，日本総合診療医学会のホームページには，「病院総合医」の役割（本書の「ジェネラリストの第六景～第九景」参照）についての活発な討論の内容とその成果としての病院総合医の中核的コンピテンシーとその内容，推奨される学習内容案が示されている．

　急性期入院診療を担える幅広い診療能力と教育者としての役割，安全管理・感染対策・地域医療連携など病院の中央部門におけるチーム・マネジメント能力などがその特徴といえよう．

ジェネラリストの「役割」と「役割を超える役割」
—医療変革のフロントランナーとして

　プロローグの締めくくりに，ジェネラリストには，地域や病院内での臨床医としての「役割」に留まらず，医療改革のリーダーとして，「役割を超える役割」も期待されていることを付言しておきたい．

　わが国は海外から最新の科学技術を導入することで先進国の仲間入りを果たしたが，医療界ではそれが権威主義と結びつき，長年にわたって医師の独善を許す風潮が続いてきた．

　ジェネラリストは，これまでテクノロジー偏重の臓器別専門診療の中で見失われがちであった「患者中心」の総合的な視点や，日々，「決断」を迫られる臨床現場のダイナミズムをわが国の医療界に再認識させてきたが，専門医を補完する役割を超えて医学・医療の旧来の枠組みそのものを問い，或いは医療の質向上を目指す医療改革のフロントランナーとなることも期待されている．

　具体的には，地域の家庭医としての役割の延長上に地域医療連携のネットワーク作りにリーダーシップを発揮すること（地域連携パス作成にかかわることも含まれる）や更に地域コミュニティのリーダーとなること，医学生の地域医療実習や研修医の地域医療ローテーションの指導医となること，EBMや臨床倫理，医療安全や感染制御などの横断的な領域で臨床教育の指導者となることなどが考えられる．

　また，研究面では，医学生/研修医の臨床推論能力向上やEBM普及に関する研究，臨床コミュニケーションのあり方に関する研究など医学教育に関連した研究活動，日常診療で常用される診療行為の有用性に関する臨床研究，診療ガイドラインやクリニカル・パスのあり方や臨床指標に基づく医療の質管理に関する研究，医療安全に関連した研究，医療情報，特に電子診療記録（EMR）に関する研究，保健・医療の制度やシステムのあり方に関する研究などがある．

3 十景：ジェネラリストの活躍の「場」

　ジェネラリストの特徴を，他の臨床系診療科と対比して一言で表現すれば，「臨床系診療科の中で患者さんの視点に最も近く，一人一人の患者さんを大切にする医療が実践できる」と言い切ってよいであろう．どの診療科でも，患者さんを大切にしない医師はいない筈であるが，テクノロジーが重視される領域では，技術的な診療行為を「とにかく」実施することに注意が向く結果，医療を受ける側の期待や不安に対して，距離を置いた見方をしがちである．言い換えると，専門家が提供する治療手段が中心に，患者の視点が周辺に置かれがちになる．

　ジェネラリストとは，このような「診療行為中心」の価値観を「逆立ち」させ，専門診療の領域で推奨されるさまざまの診断・治療技術の「効用」に，患者の「価値観」，「選好」，「QOL」，「生活」といった論点を加味することによって「患者中心の医療」を実現しようとする医師のことである．

地域医療の現場で：
　第1景　家庭医の診療1：僻地・離島の診療所で働く医師
　第2景　家庭医の診療2：田園型コミュニティの診療所で働く医師
　第3景　家庭医の診療3：都会の診療所で働く医師
　第4景　家庭医に求められる役割　その1：地域連携・在宅医療・緩和ケア
　第5景　家庭医に求められる役割　その2：地域密着型急性期病院勤務医

病院医療の質的向上を目指して：
　第6景　病院総合医の役割　その1：診療（総合外来と総合病棟）
　第7景　病院総合医の役割　その2：教育（研修医と学生—卒前・卒後）
　第8景　病院総合医の役割　その3：研究（EBM/診療ガイドラインと臨床研究）
　第9景　病院総合医の役割　その4：マネジメント（安全管理/地域医療連携）

臨床医の枠を超えて：
　第10景　医療システム（制度）への関心：公衆衛生/国際保健/医療行政

地域医療の現場で

ジェネラリストは,まず,へき地・離島を含むさまざまの地域で日常病・生活習慣病の診断と治療に関わる.そして,このようなかかわりの中で,患者さんだけでなく家族をも巻き込んだ心理・社会的問題や介護問題を含む高齢者医療のさまざまの局面を直視し,そのことを通じて医療の社会的側面へも関心を深めることになる.

第1景〜第5景では地域で活躍するジェネラリスト(家庭医)の姿を概観する.

第1景　家庭医の診療1:へき地・離島の診療所で働く医師

わが国のへき地・離島医療は,開学以来35年を経過した自治医科大学の存在を抜きには語れない.各県から選ばれた自治医科大学卒業生は,9年間の義務年限期間中の離島・へき地勤務を通じて,過疎地の医療に大きく貢献してきた.

へき地・離島医療の特徴は,何よりも豊かな自然に囲まれた小さなコミュニティにおける住民との交流の中で,疾患の診断・治療に留まらず,予防医学の観点から住民の健康増進プログラムに関与したり,社会生活上のふれあいを深めたりなど医療の原点に触れることができる点である.一方,美し

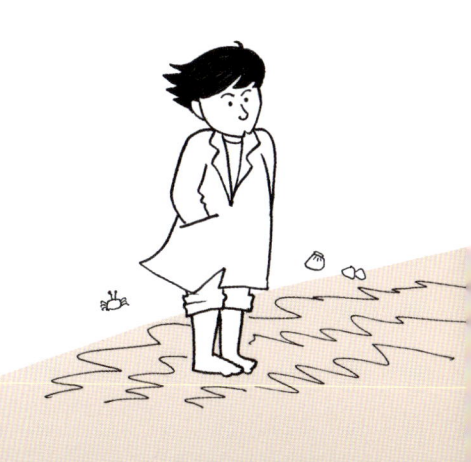

い自然は,時には住民の健康にとって大きな脅威となることもある.常に天候に左右される搬送の問題に頭を悩ませるのがへき地・離島医療の特徴といってもよいほどである.患者の病状,地理的条件に応じて,ヘリコプター,船,救急車など,手段はさまざまであるが,多額の費用と関係者の労力を要する患者搬送に関して決断する責任の重さはへき地勤務を経験した医師でないと理解できない.

　一方,へき地・離島医療にはいくつかの問題点もある.医師とその家族のプラバシーを保てないことや子女の教育,最新の医学知識から遠ざかるのではないかという不安,代医を依頼するのが困難,一人勤務が多く教育環境を提供できない,時には住民エゴに直面する,などである.

第2景　家庭医の診療2：田園型コミュニティの診療所で働く医師

　ここで都会型医療とへき地・離島医療との間に「田園型医療」を定義するにはわけがある.へき地・離島の医療はその極端な地理的,社会的特徴によって地域医療の典型例として取り上げられることが多いが,近年の医療崩壊の中で特に危

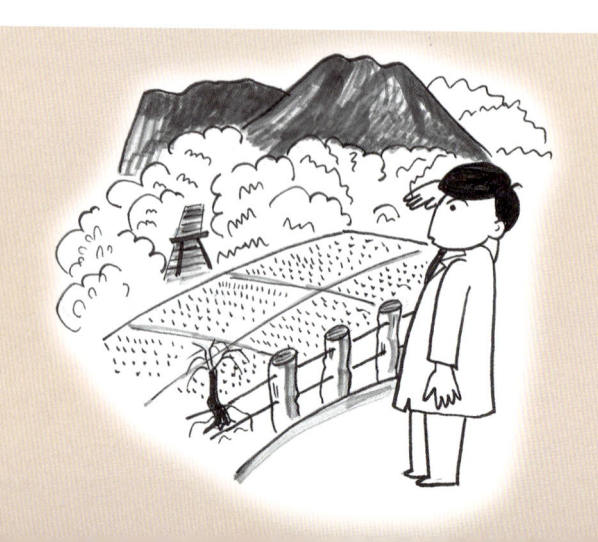

機に直面しているのは，地方の小都市やその周辺のコミュニティである．経済活動の都市圏への集中化に伴い，シャッター通りなどと描写される地方小都市の活力の低下は，住民の高齢化と相俟って，保健医療システムを危機的状況に追いやる大きな要因となっている．このような地域での医療を支えるのも家庭医の重要な役割であり，地域住民が安心して暮らすには，地域コミュニティに根付き，予防医学や地域の保健活動にも積極的にリーダーシップを発揮できるジェネラリスト＝家庭医の存在が不可欠である．

田園型コミュニティの特徴は，一応の社会インフラは整備されているものの，大都会およびその郊外と異なり，コミュニティが比較的広い範囲に散在していることである．そのため，日常生活における住民のコミュニケーションや移動（交通）の手段も都会とは大きく異なっている．また，産業構造が変化した結果，雇用の機会を求めて働き盛りの世代が都市圏に移住したため，大家族が同居し，近隣が相互扶助する伝統的共同体の基盤も弱体化している．

医療機関へのアクセスについていえば，道路網は整備され，緊急を要するときは，よほどの悪天候でさえなければ，比較的短時間で2次医療機関へ搬送することは可能である．しかしその一方で，バス路線などの公的交通網が貧弱なため，高齢者世帯は，自家用車による移動ができなくなったとき，かかりつけの家庭医への通院にも多くの時間的・金銭的負担を強いられることになる．これらの問題に対処するためにナース・プラクティショナーや在宅医療の活用が論議されている．

第3景　家庭医の診療3：都会の診療所で働く医師

経済活動が活発で，人口も集中し，交通網をはじめ生活上の利便性が高い大都会は，表面上の華やかさとは裏腹に，大都会特有の健康問題を抱えている．特に近年，パート労働者や失業者の増加とともに貧富の格差が広がり，低所得者層の日常生活環境は，食生活，身体活動，労働環境などいずれの

面においても健康上のリスク増大の要因となっている．勤労者世帯の多い地域における医療活動においてはこのような人たちの生活に密着し，地域特有の医療ニーズに対応した医療サービスを提供することが，地域密着型病院の勤務医も含むジェネラリスト＝家庭医の大きな役割となる．

特に，職場環境をはじめとする社会生活上の制約が疾患の治療，療養，健康維持の観点から好ましくない場合には，可能な限り，患者の立場に立ったアドバイスを行うとともに，医師の責務として，住民の代弁者（アドボケート）として行政や雇用主に働きかける姿勢も求められる．

一方，都会の利点としては，少なくとも地理的には，2次・3次医療機関へのアクセスが良いことが挙げられる．家庭医には，日頃から，近隣の専門医療機関とのコミュニケーションを密にし，必要に応じて，迅速・適確な「病診連携」を行う能力が求められる．

また，都会の特徴として，地域に定着しない住民やアルコール多飲などを契機に地域コミュニティの紐帯から切り離された生活に追い込まれている人々も少なくない．このような人々に，医療や療養上のアドバイスだけでなく，福祉サービ

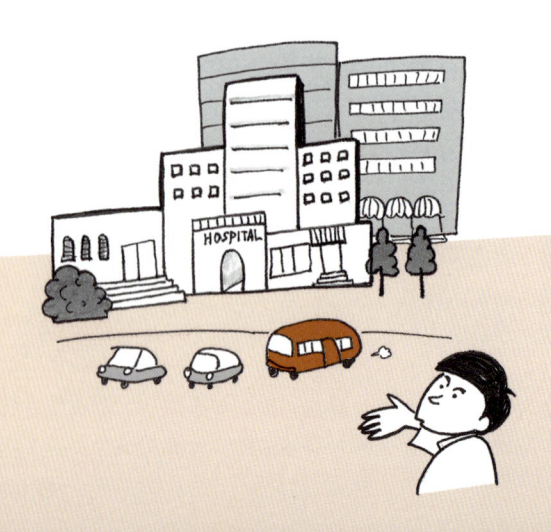

スやメンタル・サポートをはじめ，さまざまの地域支援ネットワークを利用できるよう連携を図ることもジェネラリストの役割となる．貧困と犯罪は表裏の関係にあり，時には粗野な態度に遭遇することもあるが，社会の現実の一つと受け止め，冷静に対応する度量もジェネラリストには求められる．

第4景 家庭医に求められる役割 その1：地域連携・在宅医療・緩和ケア

家庭医の果たす役割の中で大きな位置を占めるのが，地域連携，とくに在宅医療と緩和ケアである．

近年，通院できなくなった患者が病院に入院するのは当然のこととみなされ，開業医の往診はめっきり減ってしまったが，往時，市井の開業医の仕事のかなりの部分は「往診」で占められていた．病床に臥せる患者の居宅を，看護師を伴って訪問し，診察や手当てを行い，療養上の指導を与える医師の姿は，「往診かばん」とともに，典型的な医療の一場面として今でも昔の映画などに登場する．夜間の急患についても同様である．深更・早朝に起こされて患家に駆けつける開業医の姿もめっきり少なくなった．一般住民の間にも，急を要す

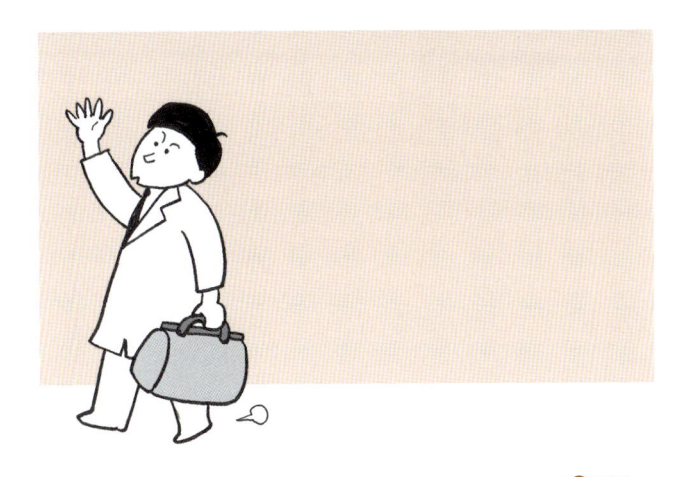

るときは救急車,という感覚が広まり,院外処方と調剤薬局が定着したことやビルの一室での開業も含め開業医像は大きく様変わりしている.

しかし,地域コミュニティを基盤とする「開業」形態の医療には,厚生労働省の政策誘導を待つまでもなく,医院(診療所)を拠点としての在宅医療と緩和ケアが含まれて当然であろう.地域志向のジェネラリスト＝家庭医にとっては当然過ぎるほど当然のことではあるが,実際に在宅医療や緩和ケアが機能するためには,看護師・コメディカルを含めたチームアプローチ,緊急時の当番体制,更には必要に応じて一時的に患者を受け入れてくれる地域の急性期病院,などが必須である.未来志向の家庭医には,日々の訪問診療・訪問看護に加えて,個人開業の枠を超えたグループ診療体制やケアのネットワーク作りに積極的に取り組むことが期待されている.

最近では「日本在宅医学会」,「日本緩和医療学会」などの学術団体がジェネラリストを中心に結成され,住民のニーズ,患者のQOL(生活の質)に重点を置いた啓発活動を展開している.

第5景　家庭医に求められる役割　その2：地域密着型急性期病院勤務医

産婦人科医,小児科医の不足だけでなく,地域に密着した中小病院での内科系医師の不足も深刻である.「医療崩壊」(朝日新聞社,2006年)で小松秀樹氏が指摘しているように,中小病院の勤務医はこれまで過酷な勤務環境の下,地域の医療を支えてきたが,昨今の過剰な医療事故報道の影響もあってか,患者・家族からの信頼感を感じることができなくなり,病院を辞めて「個人開業」に向かう医師が急増しているという.

「開業医」という呼称はその経営形態に由来するが,その典型的な形は,「○○医院」と個人名を冠した地域の無床診療所

3 十景：ジェネラリストの活躍の「場」

であり，地域のジェネラリストとしての機能を担っている．

　一方，地域に密着して急性期の入院診療を担当している50〜100床規模の小病院に勤務する内科系医師も，実際には地域ジェネラリストとしての診療を行っている．地域密着型の急性期小病院が多いのはわが国に特徴的な現象であるが，慢性疾患で長期のケアを必要とする高齢者も，一時的に入院診療を必要とする急性期疾患に罹患することが少なからずあり，「在宅」中心のコミュニティ基盤型保健・医療システムも，一時的入院に対応できる，「敷居の低い」急性期病棟なしには円滑に機能しない．したがって，今日，声高に叫ばれている「医療崩壊」の危機を回避するには，地域医療システム設計の狭間で明確な位置づけを与えられていない「地域密着型小病院」の医療制度上の役割と小病院に勤務する地域ジェネラリストの役割を積極的に評価する必要がある．

　地域の小病院に勤務する総合医は，勤務形態からは「病院の」医師とみなされるが，患者・家族，地域のニーズや診療の守備範囲からは診療所に拠点を置く家庭医とほとんど変わ

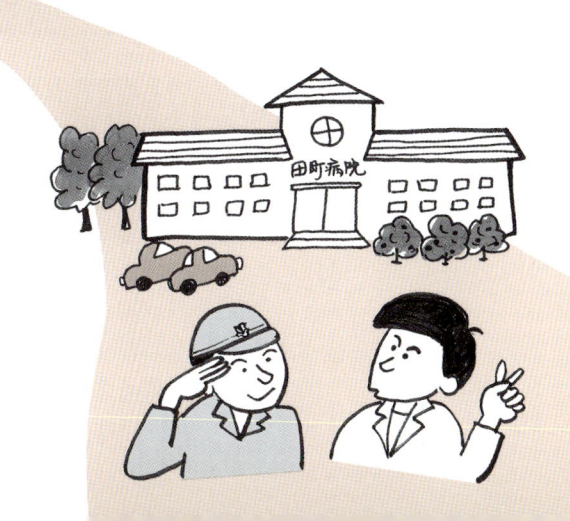

るところがない．日本家庭医療学会の後期研修プログラムでも地域密着型病院での外来診療は診療所実習と同等とみなす方向で検討が進んでいる．

病院医療の質的向上を目指して

最近では，診療技術が高度化・複雑化し，診療科の専門分化がますます進む大病院のなかでも，総合的な視点・立場に立って活躍する医師の存在が注目されている．大学病院や研修病院に勤務する総合診療部や総合診療科の医師がこれに該当するが，病院内のプライマリ・ケア機能や教育機能を持つことから「病院総合医（ジェネラリスト）」と総称することができよう．ジェネラリストの第6景から第9景では病院総合医の役割について概説する．

米国におけるホスピタリストの興隆

従来，米国では地域で家庭医療を担う医師，即ち，ファミリー・フィジシャン（「家庭医」）をはじめとするジェネラリストは，自分の患者を自分のオフィスで診察し，必要があれば自分が患者を入院させる「特権（Privilege）」を持っている契約病院に患者を入院させ，自らその病院に出向いてアテンディング医（指導医）として回診するのが常であった．病院にはレジデント（現在のわが国の制度では後期研修医）が勤務していて，診療方針についてアテンディング医と意見交換をしたうえで病院内での処置はレジデントが行っていた．即ち，一人の医師（＝「家庭医」）が外来診療から入院診療まで一貫して担当することによって診療の継続性が保たれてきた．

しかし，近年の医療改革により在院日数が極端に短くなり，入院患者が重症化したため，上記の伝統的なスタイルは維持できなくなった．代わって入院診療を専門とするホスピタリスト（hospitalist）という新しい診療科が，総合内科（general internal medicine）から派生し（Wachterら，1996），全米で急速に普及してきた．現在では継続性に関する懸念も払拭され，専門学会（Society of Hospital Medicine）も結成され

て約2万人のホスピタリストが活躍しているとのことである.

第6景　病院総合医の役割　その1：診療（総合外来と総合病棟）

　病院総合医に期待されている診療面での役割には，総合外来など（初診外来や時間外外来の場合も含め）で，
　1）診断不明の病態（不明熱，倦怠感，眩暈，頭痛など）
　2）急性軽症の症状ないしは疾患（重症は救急診療）
　3）日常よく見られる生活習慣病の評価と管理
　4）複数の病因が絡み合った多臓器疾患
　5）心理・社会的要因が強く関与している場合
　6）健診（検診）異常の精査依頼と指導
などに対応することが，また入院（病棟）診療では，
　1）不明熱をはじめとする診断不明の病態や検査値異常（鑑別診断のための検査で入院が必要な場合を含む），感染源不明の敗血症，菌血症，多発膿瘍など
　2）2型糖尿病の合併症評価と患者教育のための入院
　3）悪性腫瘍（発見時 Stage-4 など専門診療科での対応が困難なとき）の緩和ケアや病診連携など
　4）高齢患者の QOL などに配慮した適切な診療方針の検

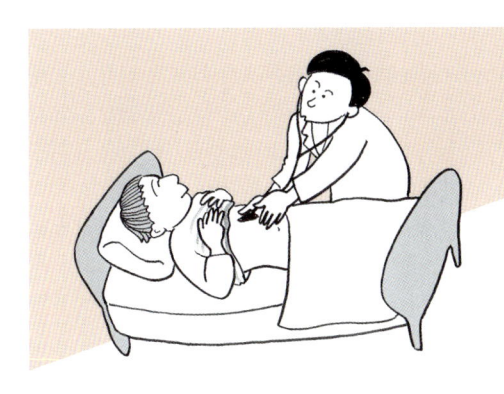

討，家族との話し合いなど
5）多臓器の病態が複雑に絡み合っているとき（拒食症患者の栄養・代謝面の管理などを含む）
6）疾患の治療・管理に心理・社会的問題へのアプローチが重要な役割を占めるとき

などがある．

　患者の訴えに耳を傾け，診療の守備範囲を広くし，決して「それは自分の領域ではありません」と言わないのが総合医の信条である．また，その役割から，外来・病棟を問わず，病院総合医には患者の病状について専門診療科にコンサルテーションを行う機会が多いが，病態の評価から治療方針に至るまですべてを専門診療科担当医に任せきりにしてしまう依存的なコンサルテーションは行わないのがジェネラリストとしての矜持といえよう．

第7景　病院総合医の役割　その2：教育〔研修医と学生（卒前・卒後）〕

　現在，多くの病院総合医が新医師臨床研修制度の施行以来，現場の指導医や研修プログラムの実務責任者として卒後医学教育に深く関わっている．また，大学病院の場合には，医学生の参加型臨床実習（クラークシップ）の企画・運営や診療科としての実習指導，特に医療コミュニケーションや診断推論/EBMに関する教育，更には臨床実習前に実施される共用試験〔CBT（computer-based testing）とOSCE（objective structured clinical examination；客観的臨床能力試験）〕や大学によってはPBL（problem-based learning）の企画・実施に関わることも多い．

　このように臨床医でありながら教育者としての役割を果たす（clinician-educator）ことは，病院総合医に過重な負担を強いることになり勝ちではあるが，医療の原点に立ち返って幅広い臨床問題に対応することを信条とするジェネラリストがさまざまのレベルで教育者としての機能を期待されるのは自

3 十景：ジェネラリストの活躍の「場」

然の流れである．特に，「人格の涵養」と「基本的臨床能力の修得」を2大理念とする初期研修制度の中でリーダー役を務めることは，病院総合医としてのキャリア・パスの中でもやりがいのある選択肢として積極的に捉えるべきであろう．

　筆者の周囲でも，総合診療部の若手医師が米国の医療教育学修士課程を修了して医学教育学のエキスパートに成長したり，臨床実習の評価を主題とした研究が認められ，医学教育実践家として医学教育カリキュラムの企画を任せられたり，専任の臨床研修実務責任者として研修医の相談にきめ細かく応じるとともに，研修プログラム全般の運営に活躍する人材を輩出している．このように，ジェネラリストには，卒前・卒後の臨床教育への取り組みやその評価・分析・比較を研究課題として医学教育研究を推進する道もある．全国的にも多くのジェネラリストが医学教育に関わり，日本医学教育学会の中心メンバーとして活躍している．

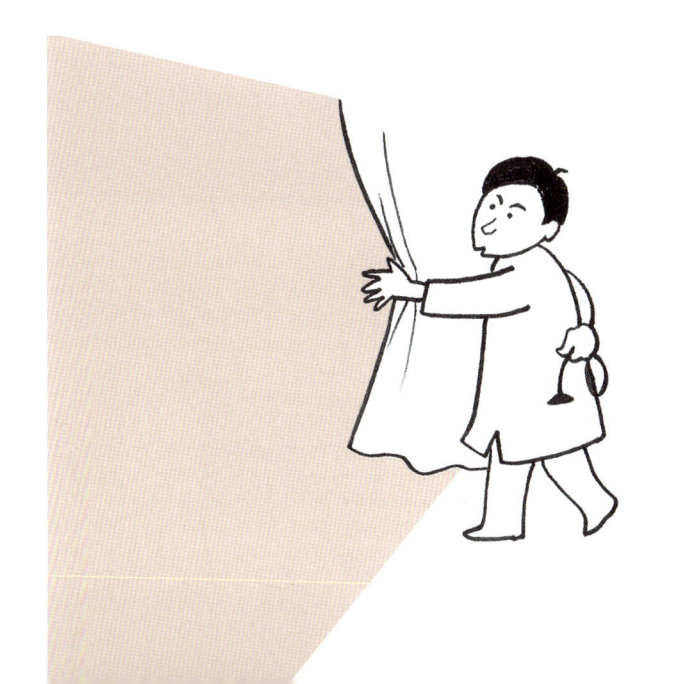

III　ジェネラリスト十景

第8景　病院総合医の役割　その3：研究（EBM/診療ガイドラインと臨床研究）

　総合診療の理論的基盤の一つである臨床疫学（Sackett ら）は，テクノロジーを信奉する bio-medical な医療の行き過ぎに対して，疫学的思考法と方法論を基盤に，患者の立場に立って，医療の有効性を問い直そうとする運動として 1970 年代の北米で始まった．その端的な表れが，検査や画像データで表現される中間（代理）アウトカム（surrogate outcome）よりも患者（臨床）アウトカム（patient outcome），実験データよりも臨床研究の結果を重視しようとする態度である．

　臨床医として日々の診療で直面する「問題」を，①定式化し，臨床文献（文献的エビデンス）を②検索，③吟味し，④目の前の患者の診療に役立てること，⑤①〜④のプロセスを振り返ること，を EBM（Guyatt, 1992）の5ステップというが，最近では，忙しい臨床医のために，吟味されたエビデンスをもとに，専門家の意見を要約した診療ガイドラインが数多く提供されている．

　大病院であれ，地域であれ，ジェネラリストの診療では，特に，医学的適応①に，患者の QOL ②，患者の選好③，周囲

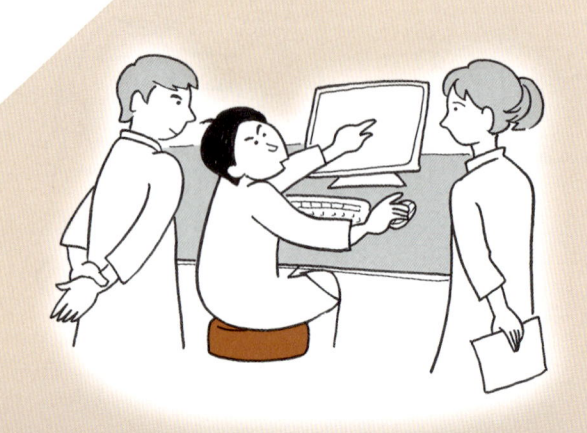

3十景：ジェネラリストの活躍の「場」

の状況④，を加味して（臨床倫理の4分割法としても知られている），日々の臨床判断を行うことを強く意識せざるを得ないが，更にもう一歩踏み込んで，ジェネラリストには，臨床推論や臨床判断の拠って立つ基盤やその問題点について，より深く追求し，このような領域で，専門性を発揮する道もある．学問領域としては臨床決断学や医学判断学と呼ばれる分野であるが，医療に，有効性，満足度，効率を求められるこれからの時代には，不可欠の学問分野といってよいであろう．実際，疫学を中心とした公衆衛生学修士課程を米国で修め，ジェネラリストとして，より深みのある診療を行っている医師や，臨床研究を通じて，エビデンスを作る立場で活躍する医師も増えている．

第9景　病院総合医の役割　その4：マネジメント（安全管理/地域医療連携）

病院総合医の役割の中で，近年，特に重視されているのが医療の安全と質改善など医療の管理面でリーダーシップを発揮することである．冒頭の「背景」の項で述べたように，今

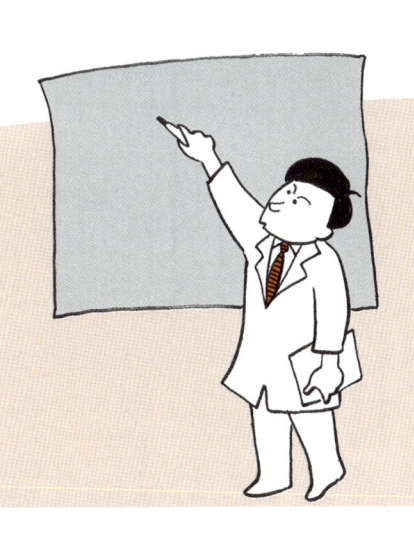

III ジェネラリスト十景

日,医療界が直面している「危機」の中で,最も深刻なのが医事訴訟の増加であり,医療事故調査と刑事訴追のあり方が鋭い争点となっている.このような事態に直面して,いかに医療事故を防止するかに病院長をはじめ病院管理者の関心が集中するのは当然であろう.

前項で取り上げた EBM や診療ガイドラインの遵守が,医師一人ひとりのレベルで医療の質を保とうとする努力であるとすれば,病院管理者の立場から医療機関単位で良質の医療を提供しようとする努力が CQI (continuous quality improvement) の手法であり,システム不備による事故が大きな問題となっている今日,世界レベルで CQI の方法論に基づいた医療安全対策への取り組みが進んでいる.現在,わが国でも多くの病院で,ヒヤリ・ハット報告の奨励やヒューマン・ファクターを重視した手順書の作成など,職場における安全文化の醸成や診療行為の標準化を軸に医療機関として安全な医療を提供するための努力が続けられている.

このような動きの中で病院ジェネラリストには院内の安全

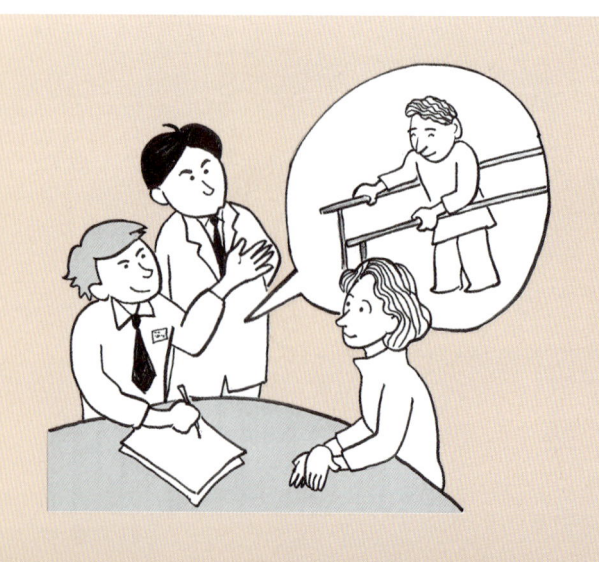

管理部門，感染対策部門等への積極的な参加およびこれらの部門で勉強会や講習会を企画することなども含めたリーダーシップを発揮することが期待されている．

また，もう一つ，今日，医療機関に求められている重要な機能に医療連携がある．医療安全と同様，今日ではほとんどの病院に中央部門としての地域医療連携部門が設置されている．業務としては医療ソーシャルワーカーを中心とした各種療養相談，医療機関相互の連携，苦情への対応，警察や消防，地方自治体など，地域社会との交流などがある．

臨床医の枠を超えて
第10景　医療システム（制度）への関心：公衆衛生（予防医学・健康増進）/国際保健/医療行政

昔から「上医は国を医す」との言葉があるが，ジェネラリストには，その経験を生かして予防医学や健康増進の分野，医療行政，国際保健の現場で活躍する道がある．

筆者の周囲でも，ジェネラリストとして十分な経験を積んだ後，米国の公衆衛生学(疫学)修士課程を修了し，南米の結核対策のフィールド調査に参画しながら現地の若手研究者を指導している女性医師，CDC(米国感染制御センター)関連の公衆衛生学(疫学)修士課程を修了し，空港検疫所勤務を経て感染対策の専門家としての道を歩み始めている女性医師などがいる．因みに，ジョンズ・ホプキンス大学，ハーバード大学，エモリー大学，ノースカロライナ大学など公衆衛生学で有名な大学の修士課程は外国人が履修することを奨励しており，一定の語学力を TOEFL 試験などで示しさえすれば留学の道は十分開かれている．また，最近はオーストラリアの大学がeラーニングで学位を取得できるシステムを提供していて，このコースを受講・修了した家庭医療の若手リーダーも複数いる．最近では，ジェネラリストを対象とした臨床研究のためのコースを提供している大学院もある（京都大学大学院など）．また，最近では，公衆衛生学志望者も最初にジェネラリスト研修を行うことが増え，厚生労働技官もジェネラリ

Ⅲ ジェネラリスト十景

ストや救急医としての研修を最初に行うのが通例である．元来，ジェネラリストの関心が，へき地医療で見たように一人一人の患者さんから地域コミュニティへと拡がる傾向がある以上，その枠組が，地域コミュニティから都道府県等の行政単位，国，更に国を超えて国際機関へと拡がるのも当然といえば当然である．

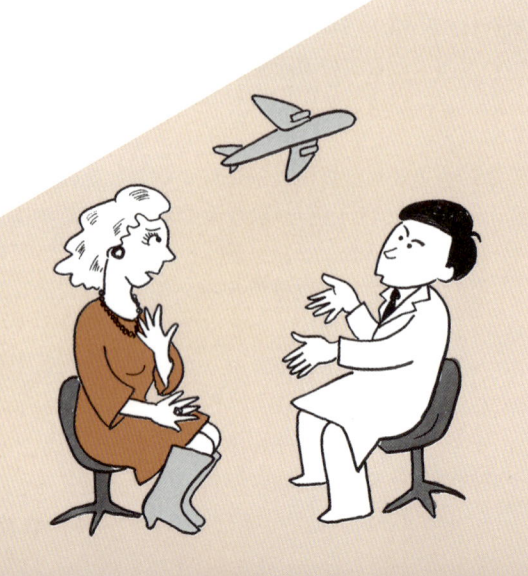

プライマリ・ケア領域の後期研修と専門医制度について

　プライマリ・ケアに関連する日本プライマリ・ケア学会，日本家庭医療学会，日本総合診療医学会の3学会は，これまでも「プライマリ・ケア教育連絡協議会」を通じて，臨床研修必修化に際して診療所や中小病院での研修を地域保健・地域医療研修に組み込むことを求めた要望書を厚生労働省に提出するとともに，地域医療研修モデルカリキュラムの作成，医学生のための地域医療実習案の作成，などを手がけてきたが，2005年にはWONCAの開催に合わせて3学会の同時開催を実現し，最近では，「家庭医機能を担う新しい専門医の育成について」の3学会合同のシンポジウム（2007年3月21

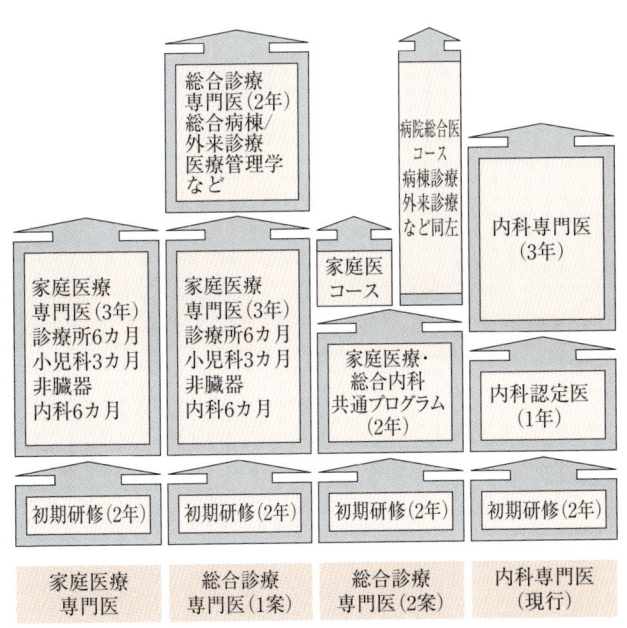

付図．主なプライマリ・ケア関連診療科で検討されている卒後研修年限の比較

（小泉俊三．総合診療分野の認定制度の検討状況．日内会誌 96（12）：92, 2007より転載）

日, 東京)を開催するなど連携を深めてきた. また, 最近では各診療科の後期研修が話題になる中, 総合診療領域においても, 地域のプライマリ・ケアを担うには後期研修レベルでの研修が必要であるとの認識に基づき, 後期研修と専門医制度に関する討論が重ねられてきた.

日本プライマリ・ケア学会はこの領域で従来から認定医-専門医制度を運用してきたが, 十分な広がりがないため, 日本家庭医療学会, 日本総合診療医学会と協力して新たな認証機構を立ち上げ, 3学会が関与する標榜可能な家庭医療専門医(仮称)制度へと移行しようとしている. 日本家庭医療学会は独自の役割・専門性を持った「家庭医」を育成すべく, 後期研修プログラム案を提唱し, 既にプログラム認定も開始しているが, 日本総合診療医学会でもこれとの整合性を念頭に, 病院総合医の育成も含めた後期研修のあり方についての検討が進んでいる. いずれにしても, わが国プライマリ・ケアの質向上を図るためには, 国民に分かりやすい後期研修プログラムと専門医制度の確立が求められる. (付図に現在検討中の関連学会の後期研修修業年限に関する比較を示した)

ジェネラリストの基本姿勢

いずれの国においても, 医療費負担のあり方をはじめとする医療提供体制は, たんに医療提供側の技術体系で定義されるのではなく, 社会保障制度の一環として体系化されている.

わが国の場合, 比較的低い医療費で長寿社会を実現したことや患者にとってのフリーアクセスが保障されていることが, 国民皆保険制度を軸とする医療制度の利点として諸外国で評価されているが, 現実には社会構造の急速な変化を前に, 制度は疲弊し, 破綻直前の状態にある.

危機を打開し, 地域医療の将来ビジョンを描くに当たっては, これまで等閑視される傾向にあった, 「医療の受け手」にとっての「期待される医師像」に注目する必要があろう.

これまでの医学教育は医療提供側の視点を色濃く反映し,

卒前カリキュラムは生物科学的知識や医療テクノロジーを中心に，病院診療科も臓器別に組み立てられてきた．このような環境で育ってきた専門医（スペシャリスト）の価値観と地域住民の身近なニーズとは当然のことながら離齬をきたし，若手医師の間にも，地域医療を消極的に捉える傾向を生み出してきた．この発想を逆転し，「医療の受け手」のニーズを中心に置こうとするのが総合医（ジェネラリスト）の基本姿勢であり，「医療崩壊」と形容される今日の危機的状況から脱却するのに必要不可欠な視点でもある．

　「認定総合医」制などの具体的な制度設計に当たっては，米国における家庭医療と総合内科の並立状況や英国の General Practitioner 制など，諸外国の事例からも学ぶ必要があるが，そのためにも，行政（厚生労働省など）だけでなく，プライマリ・ケア関連3学会，日本医師会，臨床内科医会，日本内科学会（中でも内科専門医部会），日本小児科学会，日本老年医学会，日本専門医認定制機構など関係諸団体の間での緊密な情報交換と連携が求められている．

索　引

和文

あ行

当たるも八卦，当たらぬも八卦診断法　40
医療システム（制度）への関心　175
医療のプロフェッショナリズム　153
裏づけ捜査―フィールドワーク　55
オッカムの剃刀　32, 34

か行

解答評価　35
家庭医に求められる役割　165, 166
家庭医の診療　161, 162, 163
患者が急変する　145
患者の相談役・代弁者　151
患者の話を聞けない　110
帰宅　64
形式に沿った診察　131
軽症でもすぐに専門医を呼ぶ　137
系統的診断法　46
検査学 tutorial　96
検証　53
現病歴の聞き方　118
後期研修　92
個体発生と系統発生　48
コンサルテーション　143

さ行

採血ができない　133
三位一体の改革　105

ジェネラリストが優位になる状況　18
――十景　149
――と専門医の関係図　13
――に求められるコンピテンシー　157
――の「役割」と「役割を超える役割」　159
――の医師像　152
――の活躍の「場」　160
――の教育方法　90
――の源流　151
――のコア・バリュー　153
――の診療　2
――の診療方法　1
――の専門領域　102, 103
――の大原則と専門性　98
――の魅力　10
自然科学的問題解決法　26
疾患専門医　14
質の良いコンサルト　9
失敗例　107
情報収集（証拠集め）　52
しらみつぶし診断法　43
自立的診療　16
診察が長すぎる　121
新千年紀の医療プロフェッショナリズム憲章　156
診断学 tutorial　94
診断方法の進化過程　49
人文科学的問題解決法　26
責任をとる診療　17
臓器専門医　14
「総合的視野」の養成　81
総合的診療　12
――鳥の眼　76
――能力とは　78

索 引

た行

体系的初期臨床医学教育プログラム 93
体系的臨床医学教育プログラム 88
地域医療の現場で 161
直観的診断法 42
治療学 tutorial 96
治療評価 61
治療法 60
デカルト 28
トータル・サッカーとジェネラリスト 82
とりあえずの診療 4

な行

なんでもコンサルテーション 139
入院科の決定 63
人間的診療 84
念のためコンサルテーション 8

は行

ヒッカムの格言 32, 34
人に助けを求めない 147
病院医療の質的向上を目指して 168
病院総合医の役割 169, 170, 172, 173
病歴聴取のフォーカスがずれる 127
プライマリ・ケア領域の後期研修と専門医制度 177
文科系 27
文科系的医療 27
米国ホスピタリストの興隆 168
ベイズ・マルコフ過程と尤度比 74
ベイズの定理 70
方法序説 28
方法論 28

ま行

マイナー科 15
マネジメント 61
マルコフ過程 72
問診と身体診察 129
——の必須項目 118
——も診察もできない 114
問題(責任)転嫁型診療 4
問題解決 35
問題解決型診療 3, 4
——確定診断法（仮説検証過程） 50
——暫定的診断法（仮説設定過程） 38
——治療法，評価およびマネジメント 58
——臨床推論の正攻法 24
問題設定 31
問題提起・問題発見 30
問題転嫁型診療 3

や行

よく理解しないで鵜呑みにする 141
より安全な選択をする 61

ら行

理数系 27
理数系的医療 27
臨床医の枠を超えて 175
臨床推論の方法 49
ローテーション 101

欧 文

CHOPPED-MINTS 45
Evidence-based Medicine (EBM) 68
Open question, Closed question 112
VINDICATE 45

183

臨床の力と総合の力
―ジェネラリスト診療入門

2008年3月1日　第1版第1刷 ©

著　　　者	田中和豊・小泉俊三	
発 行 人	三輪　敏	
発 行 所	株式会社 シービーアール	
	東京都文京区本郷2-3-15　〒113-0033	
	☎(03)5840-7561（代）Fax(03)3816-5630	
	E-mail／cbr@lime.ocn.ne.jp	
	ISBN 978-4-902470-42-0　C3047	
	定価は裏表紙に表示	
装　　　幀	中野朋彦	
印 刷 製 本	三報社印刷株式会社	
	© Kazutoyo Tanaka 2008	

本書の内容の無断複写・複製・転載は，著作権・出版権の侵害となることがありますのでご注意ください．

JCLS　〈㈱日本著作出版権管理システム委託出版物〉
本書の無断複写は著作権法上での例外を除き，禁じられています．
複写される場合は，そのつど事前に㈱日本著作出版権管理システム
（電話 03-3817-5670，FAX03-3815-8199）の許諾を得てください．

表紙：Pablo PICASSO
　　　"Jeune Fille devant un Miroir", 1932, Coll. MOMA
　　　© 2008-Succession Pablo Picasso-SPDA（JAPAN）